Síndrome de Down

Instituto Phorte Educação
Phorte Editora

Diretor-Presidente
Fabio Mazzonetto

Diretora Financeira
Vânia M. V. Mazzonetto

Editor-Executivo
Fabio Mazzonetto

Diretora Administrativa
Elizabeth Toscanelli

Conselho Editorial
Francisco Navarro
José Irineu Gorla
Marcos Neira
Neli Garcia
Reury Frank Bacurau
Roberto Simão

Síndrome de Down
CRESCIMENTO, MATURAÇÃO E ATIVIDADE FÍSICA

Leonardo Trevisan Costa • Edison Duarte • José Irineu Gorla (Organizadores)

Coleção Educação Física Adaptada

São Paulo, 2017

Síndrome de Down: crescimento, maturação e atividade física
Copyright © 2017 by Phorte Editora

Rua Rui Barbosa, 408
CEP 01326-010
Bela Vista – São Paulo – SP
Tel./fax: (11) 3141-1033
Site: www.phorte.com.br
E-mail: phorte@phorte.com.br

Nenhuma parte deste livro pode ser reproduzida ou transmitida de qualquer forma, sem autorização prévia por escrito da Phorte Editora Ltda.

CIP-BRASIL. CATALOGAÇÃO NA PUBLICAÇÃO
SINDICATO NACIONAL DOS EDITORES DE LIVROS, RJ

S623

Síndrome de Down : crescimento, maturação e atividade física / organização Leonardo Trevisan Costa , Edison Duarte , José Irineu Gorla. – 1. ed. – São Paulo : Phorte, 2017.
152 p. : il. ; 24 cm.   (Educação Física Adaptada)

Inclui bibliografia
ISBN 978-85-7655-589-6

1. Down, Síndrome de – Pacientes – Educação. 2. Educação física para crianças deficientes mentais. 3. Aprendizagem motora. I. Costa, Leonardo Trevisan. II. Duarte, Edison. III. Gorla, José Irineu. IV. Série.

15-26766		CDD: 371.928
		CDU: 376.2

ph2284.1

Este livro foi avaliado e aprovado pelo Conselho Editorial da Phorte Editora.

Impresso no Brasil
Printed in Brazil

Prefácio

Receber o convite para redigir o prefácio de uma obra, além de extremamente gratificante, é de enorme responsabilidade. Isso é verdadeiro especialmente no caso desta obra, cuja temática engloba o campo de conhecimento da Medicina – mas com fortes ligações e intervenções por parte da Educação Física – que trata da Síndrome de Down, com abordagens do processo de crescimento e de desenvolvimento nos âmbitos biológico, pedagógico e metodológico. Dessa forma, fico grato e orgulhoso pelo convite.

Os autores têm grande competência acadêmica na temática principal da obra, ou seja, síndromes que acometem significante parcela da população e, em especial, crianças e adolescentes. São pesquisadores importantes na área da Educação Física Adaptada, ou seja, das atividades físicas dirigidas a pessoas com deficiências.

A Síndrome de Down é uma alteração genética que tem diversos desdobramentos e afeta diversos sistemas orgânicos e funcionais. A presente obra trata desses desdobramentos, que afetam o crescimento físico, a maturação biológica e, em decorrência disso, acarretam interferências nas funções motoras, em situações do cotidiano e na realização de atividades físicas.

Os autores foram muito minuciosos na estruturação da obra, que apresenta uma revisão bibliográfica e análises aprofundadas dos temas arrolados.

O Capítulo 1 faz um descritivo histórico-conceitual sobre a Síndrome de Down, apontando para uma prevalência significante dessa alteração genética que envolve o 21º par de cromossomos, com indicadores epidemiológicos do Brasil e de diversos outros países.

Na sequência, o Capítulo 2 enfoca os acometimentos decorrentes do quadro evolutivo da síndrome e aponta as inter-relações com o processo de crescimento físico nos indicadores de estatura e massa corporal, com a apresentação das curvas de crescimento como dados referenciais para acompanhamento das crianças afetadas.

O Capítulo 3 trata da composição corporal, variável altamente influenciada pela síndrome, com a indicação das metodologias que propiciam a identificação e o acompanhamento dessa variável, que é muito aumentada, em especial, nas idades iniciais, aprofundando nas interpretações da regionalização de aumentos de quantidade de gordura nessa população.

No Capítulo 4, aborda-se especificamente a maturação biológica das crianças e dos adolescentes com Síndrome de Down, pois eles apresentam um retraso nos indicadores maturacionais sexuais, somáticos, ósseos e dentais, em relação aos não portadores da síndrome.

Na sequência, o Capítulo 5 trata da questão do desenvolvimento motor. Os autores apresentam os retrasos na aquisição das habilidades motoras básicas no transcurso inicial de vida, com os indicadores das chamadas *habilidades finas*, que estão muito presentes nas atividades cotidianas de crianças, e que, portanto, afetam sobremaneira aquelas com diagnóstico de Síndrome de Down.

O Capítulo 6 aborda a questão do desempenho motor, apresentando os indicadores de aptidão física e os agravos nesses indicadores em crianças e jovens com Síndrome de Down, as inter-relações entre esses indicadores e os desdobramentos que afetam outras tarefas motoras e intelectuais.

No último capítulo, são apontadas as questões metodológicas e pedagógicas relacionadas à Síndrome de Down no âmbito da Educação Física, com a prescrição de atividades físicas que propiciem aquisição, manutenção e melhora de habilidades básicas e específicas, para que, com a prática regular de atividades físicas e com o acompanhamento de um profissional capacitado, seja possível trabalhar com alto nível de conhecimento para a população afetada pela Síndrome de Down.

Dessa forma, esta obra é extremamente importante e necessária para profissionais da área da Saúde que atendam a crianças, adolescentes e adultos com Síndrome de Down, quer pelo conjunto do texto apresentado, quer pela capacitação acadêmica de cada um dos seus autores.

Professor doutor Miguel de Arruda
Diretor da Faculdade de Educação Física da
Universidade Estadual de Campinas (Unicamp)

Sumário

1 Síndrome de Down: conceitos, características e perfil epidemiológico **11**

    1.1 História **13**

    1.2 Fenótipo **15**

    1.3 Características de pessoas com Síndrome de Down **16**

    1.4 Prevalência de nascimentos com Síndrome de Down **22**

    1.5 Estudos em animais **26**

2 Crescimento em estatura e massa corporal de crianças e adolescentes com Síndrome de Down **29**

    2.1 Métodos para avaliar o crescimento em estatura e massa corporal **30**

    2.2 Crescimento em estatura e massa corporal de crianças e adolescentes com Síndrome de Down: do nascimento aos 18 anos **37**

    2.3 Variáveis que interferem no crescimento **51**

3 Composição corporal em crianças e adolescentes com Síndrome de Down **57**

    3.1 Métodos de estimativa da composição corporal para crianças e adolescentes com Síndrome de Down **57**

3.2 Hormônio leptina e insulina na obesidade **74**

3.3 Relação genética com a obesidade **75**

3.4 Nutrição e obesidade **76**

4 Maturação biológica em crianças e adolescentes com Síndrome de Down **77**

4.1 Indicadores de maturação biológica **78**

4.2 Maturação em crianças e adolescentes com Síndrome de Down **86**

5 Desenvolvimento motor de crianças e adolescentes com Síndrome de Down **97**

5.1 Desenvolvimento motor e Síndrome de Down **98**

5.2 Habilidades motoras grossas de crianças com Síndrome de Down **104**

5.3 Habilidades motoras finas de crianças com Síndrome de Down **106**

6 Desempenho motor em crianças e adolescentes com Síndrome de Down **109**

6.1 Aptidão física relacionada à saúde em jovens com Síndrome de Down **109**

6.2 Aptidão aeróbia **112**

7 Atividade física para crianças e adolescentes com Síndrome de Down **121**

7.1 Equoterapia **123**

7.2 Natação **124**

7.3 Dança **126**

7.4 Esportes **127**

7.5 Orientações e sugestões metodológicas **128**

7.6 Orientações e sugestões pedagógicas **130**

Referências **131**

Sobre os autores **147**

Síndrome de Down: conceitos, características e perfil epidemiológico

Edison Duarte
Leonardo Trevisan Costa
José Irineu Gorla

A Síndrome de Down (SD) ocorre por uma alteração genética, reconhecida desde 1866 por John Langdon Down (Down, 1866), e constitui uma das causas mais frequentes de deficiência intelectual, compreendendo aproximadamente 18% do total de deficientes intelectuais em instituições especializadas (Moreira, El-Hani e Gusmão, 2000). De acordo com os resultados do Censo 2010, do Instituto Brasileiro de Geografia e Estatística (IBGE), existem, aproximadamente, 300 mil pessoas com SD no Brasil, com uma relação de 1 para 800 a 1.000 nascidos vivos.

Na SD, o número de cromossomos presentes nas células é diferente do convencional. A alteração genética presente na pessoa com SD consiste na presença de um cromossomo extra no par 21; assim, a célula terá 47 cromossomos. Estudos mostram que apenas um pequeno segmento do cromossomo 21 apresenta a região crítica que produz a SD. Os sujeitos com SD apresentam cromossomos normais, somente o cromossomo 21 é duplicado, mas, também, não apresenta nenhuma anomalia. Os pesquisadores ainda não descobriram o mecanismo que acontece na SD, sabe-se apenas que o material genético extra produz um desequilíbrio genético, que causa o crescimento e desenvolvimento incompleto, e não anormal (Dalla Déa e Duarte, 2009).

Essa síndrome tem origem na fase de formação dos gametas (óvulo ou espermatozoide), ou logo após a fecundação, por separação inadequada dos cromossomos 21, respectivamente na meiose ou na mitose. As alterações celulares ocorrem de três maneiras: trissomia livre do cromossomo 21; mosaicismo cromossômico; e por translocação entre os cromossomos 21 e 14 e/ou 21, 21 e 22 (Coelho e Loevy, 1982; Mugayar, 2000).

- *Trissomia livre do cromossomo 21*: esta constituição é observada geralmente em 95% dos casos de SD. Há três cópias livres do cromossomo 21 em vez do número normal e sua ocorrência se dá principalmente em razão da idade materna. O cariótipo nos meninos é 47 XY e 47 XX nas meninas (Kaminker e Armando, 2008). Por meio de estudos do DNA, foi observado que, em 95% dos casos, o cromossomo extra tem origem materna pela não disjunção durante a meiose (75% no primeiro ciclo da meiose e da meiose I) (Epstein, 2001). Dessa forma, o óvulo conteria duas cópias do cromossomo 21 (em vez de uma); a terceira cópia é fornecida pelo espermatozoide (Kaminker e Armando, 2008).
- *Mosaicismo*: é a presença de duas ou mais linhagens celulares com constituição cromossômica diferente em um mesmo indivíduo (Kaminker et al., 2008). Em cerca de 2% a 4% dos casos clinicamente identificados como SD, existem duas linhagens celulares: uma normal e outra com trissomia do cromossomo 21. O mosaicismo não é exclusivo da trissomia do cromossomo 21, e pode ocorrer em diferentes tipos de anomalias cromossômicas (Tolmie, 1996; Epstein, 2001). O cariótipo da trissomia do cromossomo 21 por mosaicismo se apresenta como 47 XY/46 XX (meninas) ou 47 XY/46 XY (meninos) (Kaminker e Armando, 2008).

Segundo Epstein (2001), aproximadamente 3% das concepções trissômicas têm origem no mosaicismo, podendo ocorrer de duas maneiras:

- *Meiótica*: a concepção é trissômica, mas, durante os ciclos subsequentes da divisão celular, origina-se uma linhagem celular que perde a cópia extra do cromossomo 21. Estima-se que a maioria dos casos de SD originada por mosaicismo seja meiótica.

- *Mitótica*: a concepção é considerada cromossomicamente normal, mas, em algum momento, durante as sucessivas divisões celulares ocorre a não disjunção durante a mitose, dando origem à linha trissômica.

- *Translocação*: é como se denomina a fusão de dois cromossomos acrocêntricos por seus centrômeros, causando perda de material genético dos braços curtos. Nesses casos, uma cópia do cromossomo 21 é anexada a um cromossomo do grupo D (13, 14, 15) ou do grupo G (21, 22). Esse tipo de alteração cromossômica é observada em cerca de 2% a 4% dos casos de SD, sendo mais frequente a translocação entre os cromossomos 14 e 21 (Kaminker e Armando, 2008). Não há evidências de que esse tipo de trissomia tenha vinculação com a idade materna (Epstein, 2001).

1.1 História[1]

A história da SD está estreitamente ligada com a história da genética. Em 1859, Charles Darwin publicou a *Origem das espécies*, em que apresentou a Teoria da Evolução. Apesar de seu estudo ser exclusivamente voltado para as espécies animais, ele contribuiu amplamente para debates sobre a origem e a evolução humana. Já em 1865, Gregor Mendel publicou as leis da genética, e foi nesse contexto que John L. Down publicou seu trabalho mais conhecido, *Observations on the ethnic classification of idiots* (Observações acerca da classificação étnica dos idiotas), no qual descreveu pela primeira vez a SD, que, em um primeiro momento, foi denominada erroneamente como *mongolismo*.

---

1   Segundo Morales et al. (2000) e Patterson e Costa (2005).

A relação da trissomia do cromossomo com a SD surgiu lentamente. Em 1822, Walther Flemming descreveu o comportamento cromossômico durante a divisão celular. O autor notou que os cromossomos obedeciam às leis de Mendel e especulou que os genes poderiam estar inseridos nos cromossomos.

Essa hipótese foi confirmada por Thomas H. Morgan e colaboradores, em 1915, que publicaram uma síntese de anos de estudos intitulada como *The mechanism of mendelian heredity*, no qual demonstraram, de maneira quase incontestável, que os genes se localizavam nos cromossomos.

Posteriormente, em 1921, Theophilus S. Painter publicou evidências de que os seres humanos tinham de 45 a 48 cromossomos. No entanto, em 1923, o autor concluiu que o número correto seria 48, baseando-se na análise de tecidos de dois detentos do estado do Texas (EUA).

Em 1956, Joe H. Tjio e Albert Levan analisaram 261 cromossomos retirados de fetos abortados e concluíram que os seres humanos têm 46 cromossomos, e não 48 como havia sido documentado anteriormente. Entretanto, essa teoria não foi facilmente aceita. Por exemplo, Masuo Kodani descreveu que os humanos podem apresentar três quantidades diferentes de cromossomos: 46, 47, 48.

Por sua vez, em 1958, Tjio e Theodore T. Puck publicaram uma análise de centenas de metáfases de cinco tecidos em sete indivíduos, confirmando que o número correto de cromossomos nos humanos era de 46. Logo depois, em 1959, Jerome Lejeune demonstrou, em seu estudo, que a SD era causada em razão da trissomia do cromossomo humano 21 (HSA21). No mesmo período, Patricia Jacobs e colaboradores publicaram um estudo em que confirmaram os achados de Lejeune.

No ano de 1961, sólidas informações epidemiológicas e citogenéticas sobre a SD se tornaram disponíveis. Um prestigiado grupo de pesquisadores biomédicos assinou uma carta que foi publicada no periódico *Lancet*, convidando os colegas de profissão a não usarem mais o termo mongolismo e seus derivados para descrever as pessoas com SD e propôs outros termos, como anomalia do cromossomo 21.

Em uma década, essas descobertas permitiram a viabilidade dos testes pré-natais para SD com base no cariótipo dos cromossomos a partir de células em metáfase derivadas do feto. É evidente que o principal objetivo desses testes é a interrupção de gestações de fetos com SD, entretanto, pode ser utilizado como uma boa ferramenta para preparar os pais para receberem um filho com SD.

1.2 Fenótipo

Caspersson et al., em 1970, introduziram bandagens cromossômicas na citogenética humana. Dessa forma, tornou-se possível subdividir cromossomos individuais e regiões específicas. No mesmo ano, Caspersson et al. (1970) analisaram amostras sanguíneas de diversos sujeitos com SD e observaram que o material genético, que é triplicado e origina a SD, se encontra na parte distal do braço longo do HSA21.

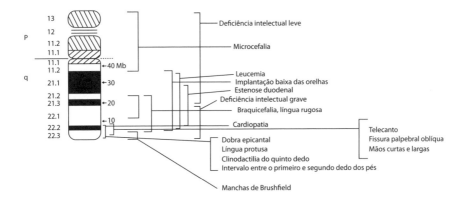

FIGURA 1.1 – Mapa fenotípico que mostra a relação entre regiões específicas do braço longo do cromossomo humano 21, responsável pelas características da SD.
Fonte: adaptado de Pueschel e Pueschel (1994).

Posteriormente, alguns estudos (Korenberg et al., 1990; Korenberg, 1991) sugeriram que as características da SD poderiam depender da região cromossômica afetada, dando início às tentativas de relacionar o genótipo com o fenótipo de sujeitos com SD.

1.3 Características de pessoas com Síndrome de Down

As pessoas com SD reconhecidamente apresentam mortalidade maior nos primeiros anos de vida, em comparação à população geral, atribuindo-se esse fato à frequência aumentada de malformações congênitas internas e a um amplo espectro de complicações clínicas (Bell, Pearn e Firman, 1989; Mikkelsen, Poulsen e Nielsen, 1990).

O conhecimento das manifestações clínicas da SD por médicos e profissionais da área da Saúde é importante para fazer um diagnóstico pós-natal precoce, tendo em vista que o diagnóstico pré-natal não é realizado com frequência no Brasil. O diagnóstico tardio da SD pode resultar no atraso de intervenções precoces e de tratamento adequado para algumas condições de risco, como as cardiopatias congênitas. Essas condições de risco devem ser diagnosticadas e tratadas, caso contrário, contribuem para a mortalidade e morbidade dessa população; além disso, exercem impacto nos desenvolvimentos físico e psicológico da criança (Hijii et al., 1997; Kava et al., 2004).

A constatação da trissomia não tem valor no prognóstico, nem determina o aspecto físico mais ou menos pronunciado, nem uma maior ou menor deficiência intelectual. Há um consenso da comunidade científica de que não existem graus da SD e que as diferenças de desenvolvimento decorrem das características individuais, que são decorrentes de herança genética, estimulação, educação, meio ambiente, problemas clínicos, dentre outros (Silva e Kleinhans, 2006).

O fenótipo da SD é complexo e varia entre indivíduos, que podem apresentar uma combinação de diversas características, entre elas: braquicefalia;

braquidactilia; prega epicantea; atresia duodenal; hipotonia; ponte nasal achatada; dificuldade de comunicação; baixa estatura; mãos largas; clinodactilia; aumento da distância entre o primeiro e segundo pododáctilo; cabeça pequena, oval e chata; pés curtos; e deficiência intelectual (Sugayama e Kim, 2002; Roizen e Patterson, 2003; Griffiths et al., 2006). Há, também, maior incidência de doenças cardiovasculares, alterações endócrinas, defeitos imunes, distúrbios nutricionais, leucemia, e maior risco de infecções (Licastro et al., 2001).

Sosa et al. (1995) apontam que as alterações apresentadas podem manifestar-se funcionalmente, interferindo na capacidade dessas crianças de desempenhar de forma independente diversas atividades e tarefas da rotina diária, e o nível de aptidão física se desenvolve de forma diminuta. Mesmo com seu desenvolvimento na fase adulta, mantém-se um baixo desempenho dessa variável, comprometendo o desenvolvimento global do indivíduo.

Em um estudo realizado por Pavarino Bertelli et al. (2009), as características clínicas observadas em mais de 90% da amostra foram perfil facial achatado, braquicefalia, fenda palpebral oblíqua, hipotonia muscular ao nascimento e ponte nasal baixa. Doenças cardíacas congênitas estiveram presentes em 56,5% dos casos, distúrbio de aquisição de linguagem em 87% e atraso no desenvolvimento global em 77,8%. Entre as complicações clínicas, 43% dos sujeitos apresentavam mais de um tipo de cardiopatia congênita, a saber: comunicação interatrial (57,1%); persistência do canal atrial (34,3%); comunicação interventricular (22,9%); defeito do septo atrioventricular (17,1%); tetralogia de Fallot (5,7%); e insuficiência da válvula (14,3%).

Em relação ao desenvolvimento de habilidades motoras, as evidências revelam que essas crianças apresentam atraso nas aquisições de marcos motores básicos, indicando que esses marcos emergem em tempo diferenciado (superior) ao de crianças com desenvolvimento normal (Sarro e Salina, 1999; Leonard et al., 2000). Mais informações a respeito do desenvolvimento motor em crianças e em adolescentes com SD estão no Capítulo 5.

O sistema nervoso da criança com SD apresenta anormalidades estruturais e funcionais. O estudo de Luria e Tskvetkova (1964), mais antigo, concluiu que existe uma lesão difusa, acompanhada de um funcionamento elétrico peculiar no desenvolvimento cognitivo da SD, causando rebaixamento nas habilidades de análise, de síntese e fala comprometida. Os autores salientam, ainda, dificuldades em selecionar e direcionar um estímulo pela fadiga das conexões. Essas anomalias resultam em disfunções neurológicas, variando quanto à manifestação e à intensidade (Silva e Kleinhans, 2006).

Segundo Flórez e Troncoso (1997), todos os neurônios formados são afetados na maneira como se organizam em diversas áreas do sistema nervoso, e não só há alterações na estrutura formada pelas redes neuronais, mas, também, nos processos funcionais da comunicação de um com o outro. Esse fato pode exercer influência sobre o desenvolvimento inicial nos circuitos cerebrais, afetando a instalação e as consolidações das conexões neurais necessárias para estabelecer os mecanismos da atenção, da memória, a capacidade de correlação e de análise, o pensamento abstrato, entre outros. Além dessas características, os autores apontam que o cérebro da pessoa com SD, em seu conjunto, tem um volume menor que o das pessoas sem a síndrome.

A atenção auditiva parece melhor nas primeiras fases da vida na criança com SD. A dificuldade de percepção e de distinção auditiva pode levar a criança a não escutar, a não atender auditivamente e a preferir uma ação manipulativa conforme os seus interesses. Os problemas de memória auditiva sequencial, de algum modo, bloqueiam e dificultam a permanência da atenção durante o tempo necessário, o que demonstra sua dificuldade para manter uma informação sequencial. O próprio cansaço orgânico e os problemas de comunicação sináptica cerebral impedem a chegada da informação, interpretado como falta ou perda de atenção (Troncoso e Cerro, 1999; Silva e Kleinhans, 2006).

O fenótipo de pessoas com SD é amplo e complexo, podendo variar entre os indivíduos, mas, geralmente, apresentam as seguintes características:

- **Olhos**: fissura palpebral oblíqua, prega epicântica larga; de 15% a 20% apresentam alterações visuais como estrabismo e catarata congênita (Cohen e Winer, 1965; Coelho e Loevy, 1982; Silva, Valladares Neto e Pires, 1997; Berthold et al., 2004).

- **Pescoço**: largo, curto, pele abundante (Coelho e Loevy, 1982; Silva, Valladares Neto e Pires, 1997; Berthold et al., 2004).
- **Mãos**: largas e curtas, dedos curtos e grossos, o quinto dedo pode apresentar-se curvado, prega simiesca em 45% dos sujeitos (Coelho e Loevy, 1982; Silva, Valladares Neto e Pires, 1997; Berthold et al., 2004).
- **Nariz**: pequeno, curto, com ampla ponte nasal e parte óssea superior achatada (Cohen e Winer, 1965; Berthold et al., 2004).
- **Orelhas**: proeminentes, malformadas, lóbulos pequenos ou ausentes, implantação baixa (Cohen e Winer, 1965; Coelho e Loevy, 1982; Silva, Valladares Neto e Pires, 1997; Berthold et al., 2004).
- **Audição**: conduto auditivo interno estreito e, por isso, a perda de audição durante a infância pode ocorrer em 78% dos casos (Silva, Valladares Neto e Pires, 1997; Coelho e Loevy, 1982; Berthold et al., 2004).
- **Tórax**: anomalias cardíacas (40%), peito de pombo, cifose dorsolombar (Coelho e Loevy, 1982; Silva, Valladares Neto e Pires, 1997; Mugayar, 2000; Berthold et al., 2004).
- **Abdome**: hérnia umbilical, diástase do músculo reto do abdome, anomalias intestinais (12%) e pancreáticas, cálculos biliares, flacidez abdominal e obstipação intestinal, que pode concorrer para a obesidade (Coelho e Loevy, 1982; Silva, Valladares Neto e Pires, 1997; Berthold et al., 2004).
- **Órgãos genitais**: pouco desenvolvidos, mas não são estéreis; micropênis, criptorquidismo e escroto pequeno (Silva, Valladares Neto e Pires, 1997; Coelho e Loevy, 1982; Berthold et al., 2004).
- **Pés**: espaçamento excessivo entre o primeiro e o segundo dedo, sindactilia entre o segundo e terceiro dedo (Coelho e Loevy, 1982; Silva, Valladares Neto e Pires, 1997; Berthold et al., 2004).

- **Articulações e músculos**: hipotonia muscular generalizada (100%), reflexo patelar diminuído, displasia da pélvis, ausência do reflexo de Moro em recém-nascidos, displasia acetabular (60%), instabilidade patelofemoral (12%), pés planos, frouxidão ligamentar (60%) e instabilidade da articulação atlantoaxial (14%) (Coelho e Loevy, 1982; Silva, Valladares Neto e Pires, 1997; Mugayar, 2000; Berthold et al., 2004).

- **Sistema nervoso**: plasticidade ou velocidade de maturação neuronal reduzida e limitada, lobos frontais e occipitais pequenos, redução secundária dos sulcos e cerebelo pequeno. Pode ocorrer doença de Alzheimer, degeneração e progressiva formação de placas senis precocemente. Sua capacidade intelectual parece ser mais alta quando cuidados em casa, e não em instituições. Cerca de 8,1% apresentam distúrbios convulsivos (Silva, Valladares Neto e Pires, 1997; Mugayar, 2000; Berthold et al., 2004).

- **Sistema hematológico**: mielodisplasia transitória da infância, macrocitose eletrocítica, suscetibilidade à leucemia, alterações enzimáticas, imunológicas e metabólicas diversas (Silva, Valladares Neto e Pires, 1997; Mugayar, 2000; Berthold et al., 2004).

- **Sistema respiratório**: obstruções das vias aéreas superiores (50%), predisposição à hipoventilação, hipotonia, rinorreias crônicas e desenvolvimento anômalo do maciço craniofacial, com obstruções da oronasofaringe (Mugayar, 2000; Berthold et al., 2004).

- **Língua**: protrusa, caracterizada por ser maior, em razão de sua pequena cavidade oral e maxila subdesenvolvida, língua geográfica (Coelho e Loevy, 1982; Silva, Valladares Neto e Pires, 1997; Berthold et al., 2004).

- **Dentes**: atraso na erupção dentária, sequência de erupção alterada (Berthold et al., 2004).

A prevalência das características fenotípicas de pessoas com SD é demonstrada na Tabela 1.1.

Tabela 1.1 – Prevalência das características fenotípicas de pessoas com Síndrome de Down

Características fenotípicas	Descrição	(%)
Craniofaciais	Ponte nasal achatada	61
	Braquicefalia	76
Oculares	Fissura palpebral oblíqua	79
	Epicanto	48
	Manchas de Brushfield	53
	Estrabismo	22
	Nistagmo	11
Auditivos	Ausência de lóbulo	70
	Orelhas displásicas	53
Orais	Boca aberta	61
	Fissura labial	56
	Língua protusa	42
	Macroglossia	43
	Palato pequeno	67
Pescoço	Largo e curto	53
Abdome	Diástase do músculo reto do abdome	82
	Hérnia umbilical	5
Genitais	Criptorquidia	21
	Escroto pequeno	37
	Pênis pequeno	70
Mãos	Largas e curtas	70
	Braquidactilia	67
	Prega transversa	52
	Clinodactilia	59
	Prega única do quinto dedo	20
Pés	Separação entre o 1º e o 2º dedo	50
	Pregas plantares	31
Articulações	Hipermobilidade	62

Fonte: Kaminker e Armando (2008).

1.4 Prevalência de nascimentos com Síndrome de Down

Estimativas confiáveis de prevalência formam a base para a determinação dos recursos necessários para os cuidados com a saúde e a educação, bem como para a pesquisa em Saúde Pública. Examinar as diferenças de prevalência entre as populações ao longo do tempo auxilia a identificar potenciais fatores de risco, bem como avaliar intervenções de saúde pública.

Como outras alterações cromossômicas, as concepções com SD são altamente inviáveis e aproximadamente 80% sofrem aborto espontâneo (Freeman et al., 1996). De acordo com os dados do National Down Syndrome Cytogenetic Register (Registro Citogenético Nacional para Síndrome de Down), entre 12 semanas de gestação e seu término, 43% sofrem aborto espontâneo e 12% são natimortos ou morrem durante o período neonatal (Hook, 1982; Morris, Wald e Watt, 1999). O risco de ocorrência de concepções de fetos com SD de acordo com a idade materna varia, podendo ser observado na Tabela 1.2.

Tabela 1.2 – Ocorrência de concepções com Síndrome de Down de acordo com a idade materna

Idade	Nascimentos vivos
De 15 a 24 anos	1/1.300
De 25 a 29 anos	1/1.100
A partir dos 35 anos	1/350
A partir dos 40 anos	1/100
A partir dos 45 anos	1/25

Fonte: Kaminker e Armando (2008).

Desde 1988 ocorreram duas mudanças que influenciaram o número de diagnóstico de SD durante a gravidez. Em primeiro lugar, o considerável aumento da idade materna, que é reconhecida como o maior fator de risco para a SD (Melve et al., 2008). Em segundo lugar, o acréscimo do diagnóstico no pré-natal, que inclui os fetos que não irão sobreviver ao nascimento e acabariam sendo excluídos do diagnóstico (Alberman et al., 1995).

Antigamente, a principal indicação para o diagnóstico pré-natal por meio de métodos invasivos era para mulheres com idade materna superior a 37 anos. Desde os meados de 1990, teste de sangue materno, medição de translucência nucal e rastreio pré-natal alcançaram taxas mais elevadas de previsões corretas. Em 2001, o UK National Screening Committee (Comitê Nacional de Rastreio do Reino Unido) recomendou que todas as mulheres grávidas realizem um dos testes de rastreio disponíveis para a SD, e suas recomendações para 2007-10 eram de que esses testes teriam um impacto positivo na redução da taxa de prevalência em 3% e uma taxa de detecção superior a 75% (UK National Screening Comittee, 2008). Um estudo realizado na Inglaterra e no País de Gales demonstrou que cerca de 92% das mulheres que receberam o diagnóstico pré-natal de SD decidiram interromper a gravidez, e esta proporção foi constante durante todo o período dos registros, de 1989 a 2008 (Morris e Alberman, 2009).

O Gráfico 1.1 compara o número total de diagnósticos de SD com o número estimado de nascimentos com SD que teriam ocorrido na ausência de diagnósticos pré-natais e cessação seletiva (linha média). As duas linhas diferem porque algumas dessas gestações teriam fracassado naturalmente. A linha inferior representa o número estimado de nascimentos vivos com SD que não ocorreram em razão da presença de diagnósticos pré-natais.

Gráfico 1.1 – Estimativas de nascimentos de pessoas com Síndrome de Down

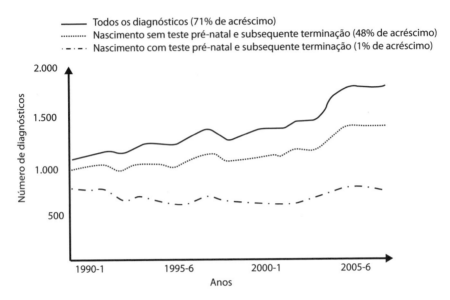

Fonte: adaptado de Morris e Alberman (2009).

Em um estudo realizado por Halliday et al. (2009) os autores compararam as taxas de nascimentos de crianças com SD em dois períodos: de 1988 a 1990, quando os testes de triagem pré-natal eram praticamente nulos; e de 1998 a 2000, período em que a triagem pré-natal já era amplamente utilizada. Os resultados podem ser visualizados na Figura 1.2.

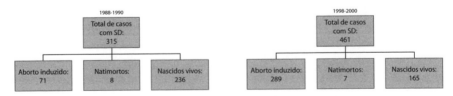

FIGURA 1.2 – Prevalência de nascimentos de indivíduos com Síndrome de Down, de 1988 a 2000.

Fonte: adaptado de Halliday et al. (2009).

Em um estudo realizado em Dubai, Emirados Árabes Unidos (Murthy et al., 2007), foram analisados 63.398 nascimentos durante o período de 1999 a 2003. Os diagnósticos de nascidos com SD foram obtidos mediante exames de cariótipo. Os resultados demonstraram uma incidência de 1/44 a 1/602 nascidos vivos. Os autores concluíram que a idade materna avançada foi o fator que mais contribui para o aumento dessa incidência, uma vez que a idade materna média foi de 33,48 ± 8,0, com 41,66% das mães acima de 35 anos. Outro estudo realizado em países árabes (Verma et al., 1990) mostra que a prevalência de SD é grande nessa região. A frequência de SD na Líbia é de 1/516 nascidos vivos.

Nos EUA, Shin et al. (2009) analisaram a prevalência de nascidos vivos com SD em 10 regiões americanas no período de 1970 a 2003. Os autores observaram um acréscimo da prevalência em 31,1%, compreendendo um aumento de 9,0 para 11,8 em 10.000 nascidos vivos nas 10 regiões analisadas.

Dolk et al. (2005) analisaram a prevalência de SD na Europa durante o período de 1988 a 1999. Os autores observaram que a SD correspondia a 8% dos casos com anomalias congênitas registrados na Europa, afetando 7.000 gestações em 15 países da União Europeia (UE) anualmente. Foi realizada uma análise descritiva de 8,3 milhões de nascimentos durante o período do estudo. Foram incluídos nascimentos vivos, natimortos e abortos após o diagnóstico do rastreio pré-natal. Foi observado que, desde 1980, a proporção de nascimentos de mães cuja idade materna é superior a 35 anos aumentou drasticamente de 8% para 14% na UE como um todo. Entre 1995 a 1999, os autores notaram que a proporção de mães com idade materna avançada variou entre as regiões em 10% a 25%, e a prevalência total (incluindo abortos e natimortos) da SD variou de 1 a 3 por 1.000 nascimentos.

Esses autores (Dolk et al., 2005) observaram, ainda, que a proporção de nascimentos de pessoas com SD, durante o período de 1995 a 1999, não variou em três regiões da Irlanda e de Malta (países onde o aborto é ilegal), entretanto, diminuiu 50% em 14 regiões da UE e 77% em Paris, França (regiões nas quais o aborto é legalizado). Com isso, a prevalência de nascidos vivos com SD desde 1988 divergiu da crescente prevalência total, encontrando-se estável em algumas regiões e, em outras, decrescendo ao longo do tempo. Com isso, pode-se concluir que, na Europa, ocorreu um aumento da idade materna, o que ocasionou o acréscimo de gestações afetadas pela SD. Entretanto, a prática generalizada do teste pré-natal e de abortos induzidos neutralizaram o efeito da idade materna avançada sobre a prevalência de nascidos vivos.

No Chile, Nazer et al. (1991) analisaram 47.458 nascimentos de 1977 a 1989. Os autores observaram uma taxa de prevalência de nascidos com SD de 1,74/1.000. No mesmo centro médico, foi observada uma taxa de 1,39/1.000, no período de 1971 a 1977. Não houve diferença estatística entre os dois períodos. A idade materna média apresentou um acréscimo de 24,34, em 1977, para 27,38, em 1988, o que dá suporte à hipótese de que a idade materna avançada contribui para o acréscimo da prevalência de nascimento de sujeitos com SD.

1.5 Estudos em animais

Até 1969, não havia evidências de que outras espécies não humanas apresentassem SD. Contudo, a partir desse ano, surgiu a descrição de um chimpanzé que apresentava diversas características fenotípicas semelhantes à SD. Esse foi o primeiro indicativo de que o fenótipo característico da SD poderia ocorrer em outras espécies, sendo estendidas análises para outras espécies (Patterson e Costa, 2005).

Em 1978, Charles Epstein especulou que, para estudar a trissomia do cromossomo humano 21, seria importante ter à disposição um modelo animal de rato com aneuploidia de cromossomos ou os segmentos dos cromossomos homólogos desses animais (Patterson e Costa, 2005).

Segundo Patterson e Costa (2005), o primeiro cromossomo humano 21 foi mapeado no cromossomo 16 de ratos da espécie MMU16, em 1976. Já em 1980, com base nas semelhanças fenotípicas entre ratos da espécie TS16 e SD, esses ratos foram identificados como um modelo em potencial para estudar a síndrome. Entretanto, esse modelo apresentava algumas desvantagens, entre elas, morte após o nascimento. Surgiu, então, o modelo mais robusto e utilizado de ratos com trissomia, a espécie Ts65Dn.

O modelo Ts65Dn contém um cromossomo extra, abrangendo a maior parte do cromossomo 16 do rato, que é homólogo do cromossomo humano 21. Além disso, apresenta diversas características físicas, comportamentais e neurológicas que lembram pessoas com SD, que podem ser visualizadas no Quadro 1.1.

Quadro 1.1 – Características fenotípicas entre o modelo animal TS65Dn e pessoas com Síndrome de Down

Característica	Síndrome de Down	TS65Dn
Dificuldade de aprendizagem e de memorização	Sim	Sim
Declínio da aprendizagem e da memória com o avanço da idade	Sim	Sim
Alterações sinápticas	Sim	Sim
Volume do hipocampo reduzido	Sim	Sim
Distúrbios locomotores	Sim	Sim
Crescimento mais lento, baixa estatura e obesidade	Sim	Sim
Dismorfia craniofacial	Sim	Sim
Anomalias imunológicas	Sim	Sim
Expectativa de vida reduzida	Sim	Sim
Anomalias intestinais	Sim	Sim

Fonte: adaptado de Patterson e Costa (2005).

Crescimento em estatura e massa corporal de crianças e adolescentes com Síndrome de Down

Fábia Freire

Leonardo Trevisan Costa

Fábio Bertapelli

O crescimento físico caracteriza-se pelo somatório de fenômenos celulares, biológicos, bioquímicos e morfológicos, cuja interação é efetuada por um plano predeterminado geneticamente e influenciada pelo meio ambiente. Em termos populacionais, os padrões de crescimento são utilizados em diversas aplicações, como: detectar a situação atual da pessoa quanto aos padrões nutricionais normativos, avaliar as práticas de introdução da alimentação complementar, além de rastrear e acompanhar grupos de risco nutricional (Petroski, Silva e Pelegrini, 2008).

A antropometria consiste na avaliação das dimensões físicas e da composição global do corpo humano, e tem se revelado o método isolado mais utilizado para o diagnóstico nutricional, sobretudo na infância e na adolescência, em razão da facilidade de execução, do baixo custo e da inocuidade. A partir das publicações de Jelliffe, editadas pela Organização Mundial da Saúde (OMS), na década de 1960, sistematizou-se a antropometria como método de avaliação do estado nutricional. Tendo como base esses estudos, a antropometria desenvolveu-se rapidamente nos países industrializados, o que ocorreu somente na década de 1970 nos países em desenvolvimento (Sigulem, Devincenzi e Lessa, 2000).

Dessa forma, para monitorar o crescimento humano na área clínica e de saúde pública, são utilizadas tradicionalmente medidas antropométricas de massa corporal e de estatura, as quais apresentam aceitação internacional para detectar o perfil social, econômico e político do ambiente em que o avaliado está inserido (Glaner, 2005).

O padrão de crescimento de crianças e de adolescentes com Síndrome de Down (SD) difere do padrão das pessoas sem SD. Geralmente, apresentam precocidade no início do estirão de crescimento, menor magnitude do pico de velocidade de crescimento e velocidade reduzida do crescimento linear, o que resulta em sujeitos com estatura mais baixa em relação à população em geral (Myrelid et al., 2002; Styles et al., 2002; Cronk et al., 1988; Arnell et al., 1996; Piro et al., 1990; Cremers et al., 1996).

Outra característica do fenótipo de pessoas com SD é a predisposição para o excesso de peso corporal, particularmente após o início da adolescência (Chumlea e Cronk, 1981; Cronk et al., 1988; Luke et al., 1996). Essa predisposição pode estar relacionada, entre outros fatores, ao próprio *deficit* de crescimento que determina necessidades energéticas reduzidas. Com isso, considerando que o excesso de peso corporal constitui um fator de agravamento para outras enfermidades que acometem essa população, como as cardiopatias e os distúrbios metabólicos, a avaliação do crescimento em estatura e em massa corporal é importante para o diagnóstico e o acompanhamento do estado nutricional desse grupo populacional (Lopes et al., 2008).

2.1 Métodos para avaliar o crescimento em estatura e massa corporal

Ao selecionar os métodos para a avaliação, devem-se considerar aqueles que melhor detectem o problema, os custos para sua utilização, o nível de habilidade requerido para aplicá-lo adequadamente, o tempo necessário para executá-lo, a receptividade da população estudada e os possíveis riscos para a integridade da saúde do avaliado (Sigulem, Devincenzi e Lessa, 2000).

O método mais utilizado em estudos do crescimento humano, as curvas de crescimento para estatura e massa corporal, geralmente são elaboradas com base em estudos com pessoas em condições ambientais favoráveis ao crescimento e ao desenvolvimento. Para as pessoas sem SD, as referências utilizadas são as curvas de crescimento do National Center for Health Statistics (NCHS; Centro Nacional para Estatísticas de Saúde) e da OMS.

Em relação a crianças e a adolescentes com SD, o referencial mais citado na literatura são os padrões de crescimento de massa corporal e de estatura da população americana (Cronk et al., 1988), segundo a idade e o sexo, compreendendo a faixa etária de 0 a 18 anos.

2.1.1 Estatura

A estatura refere-se à distância observada entre dois planos que tangenciam o vértex (ponto mais alto da cabeça) e a planta dos pés. Suas medidas podem ser realizadas com o avaliado em posição ortostática (estatura em pé) ou em decúbito dorsal (estatura supina). A técnica de estatura supina é empregada somente em crianças até 2-3 anos ou em sujeitos de qualquer idade diagnosticados com algum tipo de deficiência que os impossibilitem de se colocarem em posição ortostática, por exemplo, os paraplégicos (Guedes e Guedes, 2006).

Com relação aos procedimentos, conforme Guedes e Guedes (2006), o avaliado deve estar descalço e com o mínimo de roupa possível, posicionando-se em pé, de forma ereta, com os membros superiores pendentes ao longo do corpo, massa corporal distribuída igualmente sobre ambos os pés e a cabeça orientada no plano de Frankfurt paralela ao solo.

2.1.2 Massa corporal

As medidas associadas à massa corporal devem expressar o conjunto de matéria orgânica e inorgânica que compõe os diferentes tipos de tecidos e elementos do corpo humano (músculos, ossos, gorduras, vísceras, órgãos, água etc.). Para sua determinação, o avaliado deverá estar com o mínimo de roupas possível e descalço, deve posicionar-se em pé, com afastamento lateral das pernas, a massa corporal distribuída igualmente entre ambos os pés, os braços estendidos lateralmente ao longo do corpo, e o olhar em um ponto fixo à sua frente. Nos dois primeiros anos de vida, o avaliado deve ser pesado em posição deitada e em balança de prato (Guedes e Guedes, 2006).

2.1.3 Interpretação das curvas de crescimento

Normalmente, cada criança acompanha alguma das curvas de crescimento ou cria a sua própria. Se o padrão de crescimento começa a apresentar elevados desvios da curva, é um sinal de alerta, pois, geralmente, essa alteração do crescimento ocorre na presença de quadros patológicos.

Para a avaliação do crescimento, devem-se considerar os aspectos apresentados no Quadro 2.1.

Quadro 2.1 – Interpretação das curvas de crescimento

Classificação para a massa corporal	Classificação para a estatura
Acima do percentil 90: classificar como obeso	Acima do percentil 90: de 100 crianças, 90 encontram-se abaixo dessa curva
Entre os percentis 90 e 75: classificar como sobrepeso	Entre os percentis 90 e 75: de 100 crianças, 25 encontram-se acima dessa curva
Entre os percentis 75 e 25: faixa de normalidade nutricional	Entre os percentis 75 e 25: de 100 crianças, 75 encontram-se dentro desses valores
Entre os percentis 25 e 10: classificar como risco nutricional	Abaixo do percentil 25: de 100 crianças, 25 encontram-se abaixo dessa curva
Abaixo do percentil 10: baixo peso	

Fonte: adaptado de NCHS/CDC (2000).

Nos Gráficos 2.1–2.4, a seguir, são demonstradas as curvas de crescimento em estatura e em massa corporal para meninos e meninas com SD, de 0 a 18 anos de idade, baseadas na população americana.

Gráfico 2.1 – Percentis para crescimento em estatura e em massa corporal de meninas com Síndrome de Down (de 0 a 36 meses)

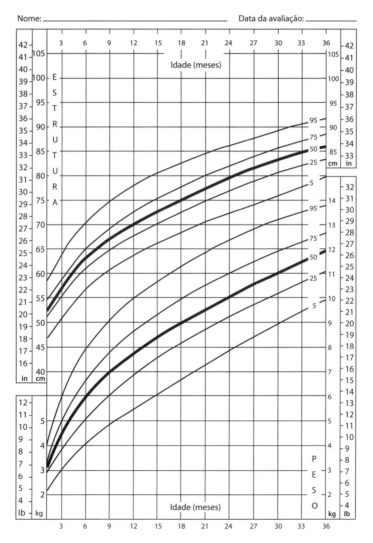

Fonte: adaptado de Cronk et al. (1988).

Gráfico 2.2 – Percentis para crescimento em estatura e em massa corporal de meninas com Síndrome de Down (de 2 a 18 anos)

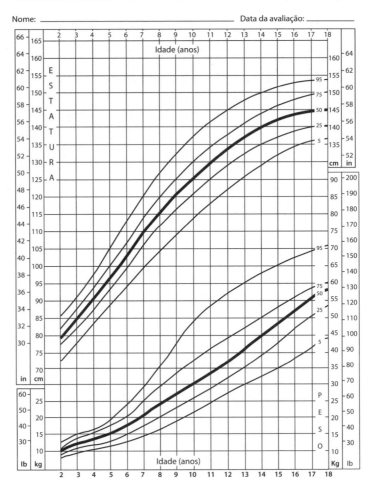

Fonte: adaptado de Cronk et al. (1988).

Gráfico 2.3 – Percentis para crescimento em estatura e em massa corporal de meninos com Síndrome de Down (de 0 a 36 meses)

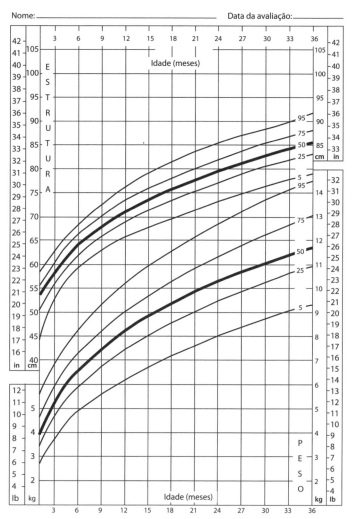

Fonte: adaptado de Cronk et al. (1988).

Gráfico 2.4 – Percentis para crescimento em estatura e em massa corporal de meninos com Síndrome de Down (de 2 a 18 anos)

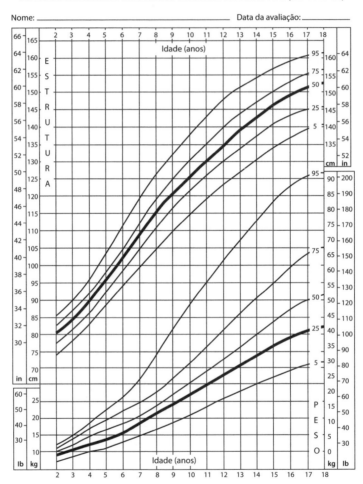

Fonte: adaptado de Cronk et al. (1988).

2.2 Crescimento em estatura e massa corporal de crianças e adolescentes com Síndrome de Down: do nascimento aos 18 anos

A partir do nascimento até a fase inicial da idade adulta, nas pessoas sem SD, tanto em estatura quanto em massa corporal, segue-se um padrão de crescimento que pode ser dividido em quatro fases de acordo com Malina, Bouchard e Bar-Or (2009):

- Crescimento acelerado na infância e no início da pré-adolescência.
- Crescimento ligeiramente fixo durante o período mediano da pré--adolescência.
- Crescimento acelerado durante o estirão de crescimento da adolescência (pico de velocidade de crescimento).
- Crescimento reduzido até que ocorra o cessamento e seja alcançada a estatura final adulta.

Já a massa corporal geralmente continua a aumentar na idade adulta (Malina, Bouchard e Bar-Or, 2009).

Meninos e meninas apresentam um padrão de crescimento semelhante durante a infância, com pequenas, mas consistentes, diferenças. Quanto às pessoas sem SD, os meninos tendem a ser ligeiramente mais altos e mais pesados do que as meninas, nas idades menores. Porém, durante o estirão de crescimento, as meninas atingem valores maiores de estatura e de peso corporal do que os meninos, pois atingem a maturação precocemente, quando comparadas ao sexo masculino, que, por sua vez, quando iniciado o estirão de crescimento, igualam-se às meninas, eventualmente, ultrapassando-as em relação à estatura (Malina, Bouchard e Bar-Or, 2009).

Em relação à população com SD, os primeiros estudos referentes ao crescimento foram realizados por Brousseau e Brainerd (1928), Benda (1939) e Oster (1953). Esses estudos relatam redução na estatura em, aproximadamente, –1 desvio padrão (DP).

Marcondes (1989) aborda o crescimento de pessoas com SD desde a fase pré-natal até a idade adulta. Esse autor relata que recém-nascidos com SD apresentam médias de massa corporal e de estatura menores do que os recém--nascidos sem a síndrome. E, ainda, tendem a nascer ligeiramente prematuros, em média de 7 a 10 dias antes da data prevista, verificando que a massa corporal é menor do que o esperado para a sua idade gestacional.

O crescimento reduzido continua a ser observado com o avanço da idade cronológica, apresentando grandes variações na velocidade de crescimento, com média de estatura entre –2 e –3 DP abaixo das pessoas sem SD (Marcondes, 1989).

Como descrito anteriormente, a baixa estatura é uma das características das pessoas com SD, presente desde o período pré-natal. De acordo com Cronk et al. (1988), depois do nascimento, a velocidade de crescimento dessa população reduz cerca de 20% entre o 3º e o 36º mês de vida em ambos os sexos, cerca de 5% entre 3 e 10 anos, em meninas, e cerca de 10% entre 3 e 12 anos, em meninos. Nas idades de 10 a 17 anos, em meninas, e de 12 a 17 anos, em meninos, a redução é de cerca de 27% e 50%, respectivamente. Sugere-se, assim, que o estirão de crescimento durante a puberdade em pessoas com SD é menos vigoroso quando comparado aos sujeitos sem SD.

Nesse estudo, os autores também compararam o crescimento de crianças com SD com e sem doenças congênitas do coração. Os resultados demonstraram que os meninos eram significativamente mais pesados e mais altos do que as meninas entre 3 e 24 meses e depois dos 13 anos de idade. As diferenças no período desse intervalo não foram significantes. Em relação à influência da patologia cardíaca no crescimento, notou-se redução de estatura e de massa corporal com valores aproximados de 2 cm e 1 kg, respectivamente, quando comparado ao grupo de controle.

Cronk (1978), em um estudo anterior, realizou uma avaliação da estatura de 90 crianças com SD de 0 a 36 meses de idade, de ambos os sexos, 51 meninos e 39 meninas. A amostra das crianças que participaram desse estudo foi separada com base em dados dos hospitais de maternidade e dos serviços de obstetrícia dos hospitais gerais da área de Nova Inglaterra (EUA). Os dados do grupo de controle foram examinados com base no estudo de saúde e de desenvolvimento, conduzido pelo doutor Harold Stuart, da Escola de Saúde Pública de Harvard. As avaliações foram realizadas a cada três meses, até os indivíduos completarem 1 ano de idade, e, posteriormente, a cada 6 meses.

Os resultados demonstraram uma redução na estatura de 0,5 DP quando comparado ao grupo de controle. A velocidade de crescimento calculada para os intervalos de seis meses não foi significativa, embora mais acentuada dos 6 aos 24 meses, apresentando redução de 24%. Quando analisado durante todo o período do estudo, notou-se crescimento reduzido em 14%, comparado ao grupo de controle. Em relação à massa corporal, foi classificada em –0,61 DP, sendo a maior diferença (22%) observada entre 6 e 18 meses de idade.

Até os 18 meses a média de massa corporal foi reduzida em –1,75 DP e, aos 36 meses, –1,5 DP. As crianças com doença cardíaca severa ou moderada mostraram média de massa corporal significantemente menor do que aquelas com ou sem doença cardíaca leve durante todo o período do estudo.

Fernandes et al. (2001) propuseram curvas de crescimento para crianças portuguesas com SD. Participaram do estudo 196 pessoas com SD na faixa etária entre 0 a 48 meses, representando, aproximadamente, 32% das crianças portuguesas com SD. Dessas, 107 do sexo masculino e 91 do sexo feminino e um grupo de 96 irmãos das crianças com SD sem patologia ou desordem conhecida. Os resultados apontaram diferenças estatisticamente significantes entre as crianças com SD e seus irmãos sem síndrome em todas as medidas e em todos os grupos divididos por idade (Gráficos 2.5, 2.6 e 2.7).

Esse fato pode estar relacionado, segundo Annerén et al. (1999), às diferenças genéticas entre esses dois grupos, aos distúrbios metabólicos e endocrinológicos (atraso maturacional, disfunção hipotalâmica, levando a *deficit* parcial do hormônio de crescimento, entre outros) em crianças com SD.

Quando comparados os valores médios de massa corporal e de estatura das crianças portuguesas e americanas, foi confirmado que os resultados são similares até 24 meses de idade, posteriormente, as crianças portuguesas apresentam valores ligeiramente elevados, quando comparados à população americana. Isso pode ter ocorrido particularmente em razão das diferenças genéticas entre as duas populações estudadas e as tendências seculares de crescimento.

Gráfico 2.5 – Dados antropométricos da média em estatura (a) e em massa corporal (b) dos sexos masculino e feminino com Síndrome de Down da população portuguesa

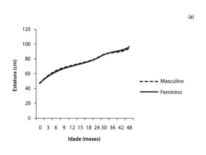 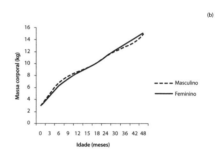

Fonte: adaptado de Fernandes et al. (2001).

Gráfico 2.6 – Dados antropométricos de meninos (a) e meninas (b) com Síndrome de Down comparados, respectivamente, com seus irmãos (a) e suas irmãs (b) sem Síndrome de Down

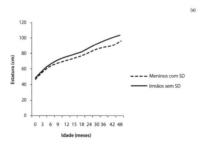 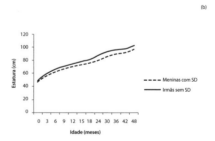

Fonte: adaptado de Fernandes et al. (2001).

Gráfico 2.7 – Médias dos valores de massa corporal de meninos (a) e meninas (b) com Síndrome de Down comparados, respectivamente, com seus irmãos (a) e suas irmãs (b) sem Síndrome de Down

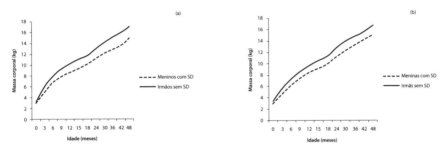

Fonte: adaptado de Fernandes et al. (2001).

Em relação à população brasileira, Mustacchi (2002) realizou um estudo longitudinal com avaliações retrospectivas e prospectivas para elaboração de curvas-padrão de estatura, de massa corporal e de circunferência cefálica de crianças com SD, do nascimento aos 8 anos de idade, durante o período de 1980 a 2000. Os dados foram obtidos mediante 4.005 observações, perfazendo um total de 174 crianças que obedeciam aos critérios estabelecidos pelo estudo, sendo 103 do sexo masculino e 71 do sexo feminino. Foram excluídas da amostra crianças que apresentavam 3 patologias concomitantes que pudessem influenciar no crescimento, como leucemia mieloide aguda, cardiopatia e hipotireoidismo.

As crianças foram divididas em dois grupos, sendo o grupo 1 composto por crianças na faixa etária de 0 a 24 meses de idade, com frequência de avaliação mensal, e o grupo 2 com crianças de 2 a 8 anos de idade, com frequência de avaliação semestral até os 6 anos de idade e anual até 8 anos de idade.

Os dados demonstraram que crianças com SD apresentam, geralmente, crescimento reduzido durante a infância, com possível comprometimento da estatura final na fase adulta. A velocidade de crescimento dos meninos com SD entre 0 e 36 meses foi menor do que –1 DP quando comparada ao padrão de crescimento do NCHS, e a estatura média observada ao final do estudo foi de 28,62 cm para os meninos. As meninas, até os 12 meses, demonstraram crescimento normal, se comparado ao padrão de estatura do NCHS, e um decréscimo de estatura de –1 a –2 DP, de forma progressiva, de 12 a 24 meses e –1 DP de 2 a 5 anos. Já os meninos, durante o período de 0 a 24 meses, apresentaram estatura e massa corporal reduzida em –2 DP, –1 DP entre 2 e 3 anos de idade; –1 DP de 3 a 4 anos de idade; e –1 a –2 DP entre 4 e 5 anos. De 5 a 8 anos, para meninos e meninas foram classificados com –3 DP. Quando comparado ao padrão de crescimento de NCHS e CDC (2000), a maioria da amostra foi classificada entre –2 e –3 DP.

Para a massa corporal, observaram-se ganhos reduzidos entre 3 a 7 de –2 a –1 DP e próximo da normalidade aos 8 anos. As meninas demonstraram ligeira diferença dos 0 aos 24 meses; já dos 2 a 4 anos, obtiveram ganho de massa corporal progressivo de –2 DP e mantendo –1 DP até os 5 anos. Dos 5 aos 8 anos, notou-se a diferença de –3 DP. Em relação ao perímetro cefálico, dos 0 aos 24 meses, evidenciou-se redução de –1 a –3 DP para meninos e meninas (Mustacchi, 2002).

Al Husain (2003) elaborou curvas de crescimento para crianças sauditas com SD de 0 a 5 anos de idade, sendo 393 meninos e 392 meninas, em um total de 785 crianças. Foram excluídas da amostra crianças diagnosticadas com mosaicismo, com malformações graves e com patologias que pudessem influenciar no crescimento (hipotireoidismo, doença celíaca, malformações no trato alimentar, leucemia e diabetes). O grupo de controle foi composto por 989 crianças sem SD e ambos os grupos foram comparados com a referência de NCHS e CDC (2000). Os dados foram coletados prospectivamente durante atendimentos na clínica genética e na clínica pediátrica geral do Hospital Universitário King Khalid, em Riad (Arábia Saudita), durante 2001.

Os dados demonstram que o crescimento de crianças com SD difere significativamente daqueles referentes às pessoas sem SD. A média de estatura foi de 49,1 a 101 cm e 47,5 a 100,8 cm, para meninos e meninas, respectivamente. A média para a massa corporal ficou entre 3,15 a 18,17 kg para meninos e 2,46 a 17,34 kg para as meninas. Já em relação à circunferência de cabeça, a média foi de 34 a 49,65 cm e de 31,83 a 49,98 cm, para meninos e meninas, respectivamente. Os dados foram, também, comparados com o estudo de Cronk (1978), demonstrando similaridade entre os achados, sugerindo o efeito genético da síndrome relacionado ao crescimento dessa população.

No Egito, Meguid et al. (2004) elaboraram curvas de velocidade de crescimento para massa corporal, estatura e perímetro cefálico por meio de 1.700 avaliações em 350 crianças egípcias com SD de 0 a 36 meses de idade, sendo 188 meninos e 162 meninas, durante o período de 1996 a 2000. Foram excluídas da amostra crianças diagnosticadas com SD por mosaicismo e translocação. As avaliações foram realizadas em 3 intervalos mensais, e os dados comparados com outras avaliações obtidas de crianças egípcias sem SD da mesma faixa etária durante visitas aos hospitais do Cairo. A amostra foi dividida em dois grupos, sendo o grupo 1 composto por 260 crianças sem doenças congênitas do coração (143 meninos e 117 meninas) e o grupo 2 com 90 crianças com doença congênita cardíaca leve a moderada (45 sujeitos de ambos os sexos).

Em comparação com a população sem SD, os grupos 1 e 2 apresentaram valores menores de massa corporal, de estatura e de perímetro cefálico. O sexo masculino, referente ao grupo 1, atingiu valores médios de massa corporal reduzida em –1,5 DP, estatura em –1,6 DP e perímetro cefálico em –1,8 DP. Nas meninas, foram observados valores de –1,6 DP para massa corporal, –1,7 DP para estatura e –1,8 DP para perímetro cefálico. Já no grupo 2, com doença congênita cardíaca associada, os valores médios do sexo masculino de massa corporal, de estatura e de perímetro cefálico apresentaram valores amplamente inferiores quando comparados ao grupo 1 e ao grupo de controle, sendo observados valores de –2,8 DP, –2,2 DP e –1,8 DP para massa corporal, estatura e perímetro cefálico, respectivamente. No sexo feminino, nota-se comportamento semelhante, sendo encontrados valores de –2,8 DP para massa corporal, –2,9 DP para estatura e –1,9 DP para perímetro cefálico.

As Tabelas 2.1 e 2.2 resumem os dados dos estudos abordados para estatura e massa corporal de meninos e meninas com SD, entre 0 e 8 anos de idade, em diversos países, e a média de estatura e massa corporal de NCHS e CDC (2000).

Tabela 2.1 – Distribuição dos dados antropométricos finais de estatura e de massa corporal no sexo masculino

Amostra	Ano	n	Idade (meses)	Estatura (cm)	Massa corporal (kg)	Estatura (cm)	Massa corporal (kg)
				Média NCHS e CDC (2000)			
Americana	1978	51	0 - 36	87,67 ± 3,4	12,36 ± 1,38	95,45	14,33
Portuguesa	2001	27	0 - 48	94,95 ± 5,7	14,94 ± 1,63	101,94	16,14
Brasileira	2002	103	0 - 96	116,5 ± 3,7	24,63 ± 3,60	127,63	25,53
Saudita	2003	393	0 - 60	95,8 ± 10,9	15,95 ± 3,3	108,63	18,30
Egípcia	2004	143 45★	0 - 36	73,8 71,9★	9,3 7,8★	95,45	14,33

★ com doença cardíaca congênita.

Tabela 2.2 – Distribuição dos dados antropométricos finais de estatura e de massa corporal no sexo feminino

Amostra	Ano	n	Idade meses	Estatura (cm)	Massa corporal (kg)	Estatura (cm)	Massa corporal (kg)
				Média NCHS e CDC (2000)			
Portuguesa	2001	26	0 - 48	96,73 ± 4,9	15,07 ± 1,82	100,47	15,71
Brasileira	2002	71	0 - 96	112,0 ± 3,4	18,39 ± 1,98	127,35	25,50
Saudita	2003	392	0 - 60	96,5 ± 6,96	15,5 ± 3,6	107,37	17,84
Egípcia	2004	117 45★	0 - 36	70,8 68,5★	8,6 7,1★	94,43	13,86

★ com doença cardíaca congênita.

Piro et al. (1990) avaliaram o crescimento de crianças e de adolescentes da população siciliana, de 0 a 14 anos de idade, com SD. Os dados obtidos correspondem a 1.464 avaliações de 382 sujeitos, sendo 239 do sexo masculino e 143 do sexo feminino entre os anos de 1977 a 1988. Foram excluídas crianças com alguma patologia associada (defeitos cardíacos congênitos, hipotireoidismo, malformação gastrintestinal e talassemia). Foram encontradas diferenças estatisticamente significativas entre meninos e meninas. Os meninos apresentaram valores maiores de estatura do nascimento aos 5 anos de idade, e essa diferença foi reduzida no intervalo de 6 a 10 anos. Entre 11 e 14 anos, as meninas atingiram valores maiores de estatura, ultrapassando os meninos por atingirem a maturação precocemente, se comparadas ao sexo masculino. Em relação à massa corporal, os meninos apresentaram valores maiores durante todos os períodos das avaliações, exceto nos últimos dois anos, quando as meninas superaram os meninos.

Curvas de crescimento específicas para a população japonesa foram elaboradas por Kuroki, Kurosawa e Imaizumi (1995) por meio da coleta de dados de estatura, de massa corporal, de circunferência cefálica e de circunferência de peito de 676 crianças, do nascimento aos 15 anos de idade, sendo 365 meninos e 311 meninas. Os dados foram obtidos de avaliações longitudinais acompanhadas pelo Centro Médico de Crianças de Kanagawa, de 1970 a 1985. Foram realizadas avaliações 1 vez por mês, no intervalo de 0 a 1 ano de idade; 1 vez a cada 3 meses, de 1 a 2 anos de idade; 1 vez a cada 6 meses, de 2 a 6 anos de idade; e 1 vez por ano, acima de 6 anos de idade. Todos os casos diagnosticados com mosaicismo ou outras patologias associadas foram excluídos.

Os dados demonstraram um crescimento reduzido de –1,5 a –2 DP do nascimento até os 24 meses de idade, tornando as diferenças mais evidentes quando comparados às pessoas sem SD, durante a primeira infância, especialmente nos casos com complicações cardíacas graves. O crescimento reduzido apresentou-se semelhante com o avanço da idade cronológica, até os 15 anos. Em relação ao estirão de crescimento, observou-se que pessoas com SD atingem o início e o final do estirão precocemente, especialmente os meninos. Para a composição corporal, notou-se que obesidade se inicia em idade escolar precoce e tende a aumentar com o avanço da idade. A média final em estatura e em massa corporal para meninos foi de 145 cm e 45 kg e, para meninas, 140 cm e 40 kg.

Cremers et al. (1996) propuseram curvas de crescimento para massa corporal, para estatura e para massa corporal/estatura mediante 2.045 avaliações de 295 crianças holandesas com SD, com idades entre 0 a 20 anos. As avaliações foram realizadas pelo autor e, retrospectivamente, por meio dos registros do Youth Health Service. Foram excluídos da amostra os avaliados que apresentassem alguma patologia (hipotiroidismo, doença celíaca e doença do coração).

Os autores observaram que os valores obtidos no referido estudo foram maiores quando comparados ao estudo americano realizado por Cronk et al. (1988), refletindo a influência genética e ambiental, além da necessidade de criação de curvas próprias para cada país em específico.

Entretanto, quando comparados ambos os grupos, com e sem SD, o grupo com SD demonstrou crescimento reduzido em –2,0 DP para a estatura. Para a massa corporal, após os 10 anos de idade, a relação massa corporal/estatura foi classificada acima do percentil 90, quando comparados com as crianças sem SD, demonstrando excesso de peso corporal.

Styles et al. (2002) propuseram curvas de crescimento para a população com SD do Reino Unido e da Irlanda, do nascimento aos 18 anos de idade, para massa corporal e estatura, e até os 3 meses, para perímetro cefálico, de 1.089 sujeitos (597 meninos e 492 meninas). Os dados das medidas de crescimento foram obtidos de forma retrospectiva dos casos pesquisados mediante 5.913 avaliações. Crianças com patologias como histórico de cirurgia cardíaca foram excluídas.

Os resultados encontrados em relação à massa corporal apontaram que 30% dos sujeitos da amostra com faixa etária acima de 10 anos apresentaram índice de massa corporal (IMC) superior ao percentil 91 e 20% acima do percentil 98, quando comparados às pessoas sem SD. Styles et al. (2002) também observaram que o pico de velocidade de crescimento dos indivíduos com SD é menos vigoroso, acarretando ganhos menores de cm/ano durante a puberdade, resultando em uma estatura final reduzida, quando comparados às pessoas sem SD.

Entretanto, para a realização desse estudo, foram recrutados profissionais da área da Saúde dos respectivos países para a identificação e a aferição da massa corporal, da estatura e do perímetro cefálico. Portanto, houve variação de técnicas de medidas e de equipamentos utilizados.

Já a avaliação do crescimento proposta por Myrelid et al. (2002) para crianças e adolescentes suecos utilizou dados de unidades pediátricas, excluindo apenas os dados dos pacientes que utilizavam hormônio do crescimento. Os dados foram utilizados para a criação de curvas para acompanhamento de massa corporal, de comprimento, de estatura, de circunferência cefálica e de IMC, por faixa etária e sexo.

Os resultados demonstraram uma taxa de velocidade de crescimento menor nos valores das pessoas com SD, quando comparados às pessoas sem SD, desde o nascimento até a adolescência, especialmente durante o intervalo de 6 meses a 3 anos e durante o período pubertário.

Na Suécia, Karlberg et al. (1976) compararam o crescimento de pessoas com SD às sem SD. Os autores notaram que a estatura final aos 18 anos corresponde a –1,5 e –2,5 DP, respectivamente. Os autores observaram que os sujeitos com SD atingiram a estatura final precocemente, quando comparados ao grupo de controle, aos 16 anos, para os meninos, e aos 15 anos, para as meninas, estando de acordo com estudos anteriores (Cronk et al., 1988; Sara et al., 1983; Arnell et al. 1996). Em relação ao período pubertário, Myrelid et al. (2002) notaram que o pico de velocidade de crescimento em sujeitos com SD é menor, contribuindo para uma estatura final reduzida.

No Japão, Kuroki, Kurosawa e Imaizumi (1995) elaboraram curvas de crescimento de estatura e de peso corporal para crianças e para adolescentes com SD. A amostra foi composta por 676 sujeitos (365 meninos e 311 meninas) com idade entre 0 e 15 anos de idade. Foram excluídos da amostra os avaliados diagnosticados com mosaicismo e patologias associadas. A comparação entre as curvas de crescimento das pessoas com SD e as dos japoneses sem SD é apresentada no Gráfico 2.8. Observa-se que a amostra com SD atingiu valores menores de estatura e de peso corporal, quando comparada ao grupo de controle.

Gráfico 2.8 – Comparação das curvas de meninos (a) e meninas (b) com Síndrome de Down na população japonesa aos valores correspondentes à população sem a alteração genética (linhas pretas)

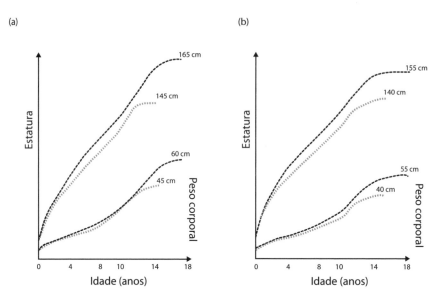

Fonte: adaptado de Kuroki, Kurosawa e Imaizumi (1995).

Outro estudo feito na população japonesa com SD foi proposto por Kimura et al. (2003), que avaliaram 85 crianças, sendo 43 meninos e 42 meninas, nascidos entre 1973 e 1985. Todas as crianças diagnosticadas com mosaicismo e patologias associadas foram excluídas. Os dados da estatura foram obtidos, retrospectivamente, por meio de registros médicos. Uma avaliação foi realizada a cada 3 meses, até 1 ano de idade; 1 a cada 6 meses entre 1 e 6 anos de idade; e 1 por ano acima de 6 anos de idade, durante os atendimentos hospitalares.

Os resultados demonstraram que os valores de estatura final foram menores em pessoas com SD quando comparados ao grupo de controle, alcançando valores de 1,53 m e 1,41 m para os sexos masculino e feminino, respectivamente. Já os meninos do grupo de controle obtiveram 1,69 m, e as meninas, 1,57 m.

Eichstaedt e Lavay (1992) analisaram dados de estatura e de massa corporal de crianças e de adolescentes com Síndrome de Down na faixa etária de 6 a 18 anos de idade (Gráfico 2.9).

Gráfico 2.9 – Comparação dos valores médios de estatura (a) e de massa corporal (b) de garotos e garotas com Síndrome de Down, de 6 a 18 anos de idade

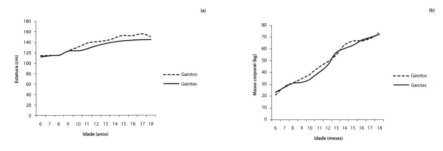

Fonte: adaptado de Eichstaedt e Lavay (1992).

Em um estudo realizado por Gorla et al. (2011), os autores revisaram a literatura (Tabela 2.3) referente a curvas de crescimento de crianças e adolescentes com SD.

Tabela 2.3 – Características dos estudos que elaboraram curvas de crescimento para crianças e adolescentes com Síndrome de Down

Estudo	População	Amostra	Tipo de curva	Tipo de população	Idade (anos)
Cronk (1978)	Americana	90	Percentil	Com enfermidades associadas	0 a 3
Cronk et al. (1988)	Americana	730	Percentil	Com enfermidades associadas	0 a 18
Piro et al. (1990)	Siciliana	382	Média e desvio padrão	Sem enfermidades associadas	0 a 14
Cremers et al. (1996)	Holandesa	284	Média e desvio padrão	Sem enfermidades associadas	0 a 20
Fernandes et al. (2001)	Portuguesa	196	Média e desvio padrão	Sem enfermidades associadas	0 a 4
Mustacchi (2002)	Brasileira	174	Média e desvio padrão	Sem enfermidades associadas	0 a 8
Styles et al. (2002)	Reino Unido e Irlanda	1.089	Percentil	Com enfermidades associadas	0 a 18
Myrelid et al. (2002)	Sueca	354	Média e desvio padrão	Com enfermidades associadas	0 a 18
Kimura et al. (2003)	Japonesa	85	Média e desvio padrão	Sem enfermidades associadas	0 a 20
Meguid et al. (2004)	Egípcia	350	Média e desvio padrão	Com enfermidades associadas	0 a 3

Fonte: adaptado de Gorla et al. (2011).

Os autores observaram crescimento reduzido aproximado em −1,5 a − 4 DP em sujeitos com SD, quando comparados às pessoas sem SD, iniciada essa diferença durante a fase pré-natal e estendendo-se até a idade adulta (Gráfico 2.10). Não ocorreram alterações de grandes amplitudes entre estudos de diferentes nacionalidades. Com isso, os autores concluíram que o crescimento de pessoas com SD apresenta valores menores, resultando em uma estatura final inferior à da população sem a síndrome.

Gráfico 2.10 – Curvas de crescimento de meninas (a) e meninos (b) com Síndrome de Down comparadas à curva de crescimento das pessoas sem Síndrome de Down

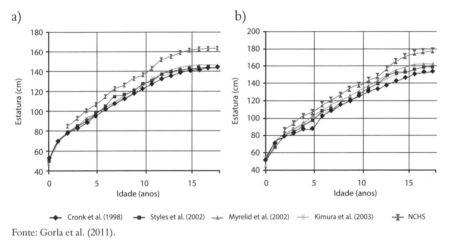

Fonte: Gorla et al. (2011).

2.3 Variáveis que interferem no crescimento

2.3.1 Insuficiência de zinco

Os minerais são necessários em pequenas quantidades para propiciar o crescimento normal e as funções corporais. Segundo Wilke (1998), o iodo, o zinco e o selênio são imprescindíveis no metabolismo da tireoide. Na tireoide, após o estímulo do TSH, o hormônio T4 é produzido e metabolizado em T3 pela enzima deiodinase dos tipos I e II. A do tipo I é dependente de selênio para o seu funcionamento e a do tipo II tem o selênio como cofator. Na deficiência de selênio, a do tipo I tem sua produção diminuída e a do tipo II funciona mais lentamente, ocorrendo diminuição da T3 e síntese aumentada do TSH (Wilke, 1998).

Ainda segundo esse autor, o zinco está presente nos "*zinc fingers*" ("dedos de zinco"), que, por sua vez, estão presentes nos receptores teciduais dos hormônios da tireoide. Na deficiência de zinco, ocorre uma menor eficiência dos hormônios tireoidianos.

O aumento da TSH é muito comum na SD, sobretudo na adolescência, muito embora não se tenha definido a causa da deficiência de zinco, bem como sua ação na função da tireoide em indivíduos com SD (Martins, 2008). Esse aumento provoca acréscimo da síntese de peróxido de hidrogênio na tireoide, que, se não for metabolizado pela enzima glutationa peroxidase, causa a formação de radical livre hidroxila, que provoca lesões na tireoide, diminuindo seu funcionamento (Wilke, 1998).

A participação do zinco nos sistemas enzimáticos envolvidos na síntese e na degradação de proteínas, bem como na transformação de carboidratos em lipídios e em ácidos nucleicos demonstra a essencialidade desse mineral para o crescimento, a reprodução e a maturação sexual (Malina, Bouchard e Bar-Or, 2009; Marreiro, Fisberg e Cozzolino, 2004). A importância do zinco na nutrição humana é notada não somente para o crescimento e o desenvolvimento normais, mas, também, para a imunidade, a defesa antioxidante, a manutenção do apetite, do paladar, da capacidade de cicatrização de feridas e para a visão noturna (Marreiro, Fisberg e Cozzolino, 2004).

2.3.2 Hipotireoidismo

A tireoide é uma importante glândula do nosso organismo e produz hormônios que têm como uma das suas principais funções regular o metabolismo.

Quando sua funcionalidade está inadequada pode provocar alterações em todo o corpo.

O hipotireoidismo é a disfunção mais comum da tireoide em pessoas com SD e ocorre, aproximadamente, em 10% das crianças e em 13% a 50% dos adultos (Wilke, 1998; Pueschel, 1990; Giongo, Baldin e Canedo, 2009).

Os sintomas são: desenvolvimento físico e mental mais lento nas crianças, espessamento da pele, constipação e sonolência, podendo até ser uma das causas da obesidade ou do sobrepeso corporal (Moura et al., 2009; Giongo, Baldin e Canedo, 2009). Ou, ainda, em razão de a taxa metabólica basal ser mais lenta, apresenta, como consequência, menor gasto energético do organismo (Moura et al., 2009).

Aparentemente, os hormônios da tireoide influenciam alguns parâmetros do crescimento e da maturação, incluindo o crescimento do corpo como um todo, crescimento e maturação óssea, desenvolvimento muscular e intelectual, além da maturação sexual. Desse modo, crianças com hipotireoidismo apresentam taxa reduzida de crescimento somático, crescimento linear ósseo prejudicado, maturação esquelética e sexual atrasada e desenvolvimento muscular deficiente. Se a deficiência da tireoide for grave, pode resultar em deficiência intelectual e em atraso sexual e somático (Malina, Bouchard e Bar-Or, 2009).

2.3.3 Doença celíaca

O primeiro pesquisador a associar doença celíaca com SD foi Bentley, em 1975. A incidência de doença celíaca em indivíduos com SD tem sido abordada em estudos de diversas localidades (Europa, América do Norte e Argentina), com prevalência entre 3,2% a 10,3%. Na população sem SD, a prevalência varia de 1:200 a 1:2.000; na população com SD, pode ser de 20 a 200 vezes maior. Contudo, no Brasil, segundo Nishiara et al. (2005), ainda não há muitos relatos dessa associação, embora essa prevalência seja estimada em 0,14% na região Centro-Oeste e 0,1% na região Sul do País (Gandolfi et al., 2000).

A doença celíaca é uma doença autoimune que afeta indivíduos de todas as faixas etárias e caracteriza-se por uma intolerância permanente ao glúten. Essa doença, em sua forma clássica, manifesta-se por meio de sintomas e sinais de má absorção do intestino, podendo ocorrer de forma silenciosa, o que dificulta seu diagnóstico, pela sintomatologia apresentada. Na maioria dos pacientes, os sintomas são dor abdominal, flatulência, alteração do funcionamento intestinal e sintomas gastroenterológicos não específicos. Em alguns casos, os sintomas clássicos dessa patologia podem ser vômitos, perda de massa corporal e diarreia (Nisihara et al., 2005).

Embora na literatura não esteja esclarecida todas as associações entre doença celíaca e SD, esses indivíduos tendem a apresentar disfunções imunológicas, ficando predispostos a doenças da tireoide, diabetes, lúpus e artrite (Anwar, Walker e Frier, 1998; Bakkaloglu et al., 1994).

2.3.4 Doença cardíaca congênita

Diversas síndromes cromossômicas estão associadas a patologias cardíacas congênitas, entre elas, a SD (Vis et al., 2009).

A associação da SD com a doença cardíaca congênita representa a principal causa de morte nos primeiros dois anos de vida dessa população. As causas mais comuns de óbito incluem defeito cardíaco congênito, pneumonia e doença pulmonar vascular obstrutiva (Vida et al., 2005).

Suzuki et al. (2000) apontam que pacientes com SD são acometidos com maior prevalência em hipertensão arterial pulmonar, se comparados àqueles sem a síndrome. Assim, a cirurgia cardíaca corretiva precoce é justificada para evitar danos irreversíveis nos pulmões. Entretanto, novos tratamentos médicos têm sido demonstrados para melhorar substancialmente o estado clínico e a expectativa de vida de pacientes com hipertensão arterial pulmonar (van Loon et al., 2007).

A prevalência de anomalias cardíacas congênitas em pacientes com SD é de 40% a 50%, e metade desses indivíduos apresentam defeito no septo atrioventricular. Além disso, a comunicação interatrial, a comunicação interventricular e a persistência do canal arterial são, também, frequentes na SD, embora associadas a menores índices de mortalidade e menores complicações (Vilas Boas, Albernaz e Costa, 2009).

Sabe-se que o tipo de doença cardíaca congênita em pessoas com SD varia de acordo com a localização geográfica. Por exemplo, nos EUA e na Europa, o defeito de septo atrioventricular com orifício valvar comum é a malformação mais prevalente, sendo encontrada em até três quintos dos pacientes. Na Ásia, o defeito de septo ventricular único é relatado sendo o defeito mais comum, achado em cerca de dois quintos dos pacientes. Na América Latina, o defeito de septo atrial na fossa oval foi descrito como a lesão mais comum, diagnosticado, novamente, em dois quintos dos casos (Vida et al., 2005).

2.3.5 Fatores socioeconômicos

O fator socioeconômico é um dado significativo e pode afetar o crescimento e a maturação da criança. Segundo Malina, Bouchard e Bar-Or (2009), as condições gerais da vida relacionada aos fatores socioeconômicos incluem: base educacional dos pais, poder de compra de alimentos, estado nutricional, acesso a programas e a instalações de saúde, regularidade do estilo de vida (Figura 2.1).

Nesse sentido, um melhor crescimento secular indica melhoria das condições de vida da população nos países industrializados a partir do século XIX e nos países em desenvolvimento nas últimas décadas. Essa melhora se reflete em atividades mais salubres das condições de vida de uma população, desde condições de melhorias no atendimento e no apoio a gestantes até assistência médica infantil (Sobral e Coelho e Silva, 2005).

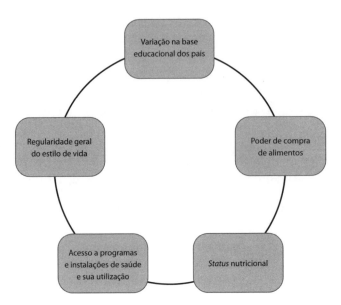

FIGURA 2.1 – Condições gerais de vida relacionadas aos fatores socioeconômicos.
Fonte: adaptado de Malina, Bouchard e Bar-Or (2009).

Em média, crianças que vivem em países com condições socioeconômicas favoráveis tendem a ter valores de estatura e de massa corporal maiores do que aquelas em condições desfavoráveis (Malina, Bouchard e Bar-Or, 2009).

Guedes e Guedes (1997) apontam que os aspectos socioeconômicos e os fatores resultantes de suas consequências têm influência na interação dos fatores de ordem genética e do meio ambiente, e podem agir temporária ou permanentemente sobre as crianças e os adolescentes, dependendo da época e da intensidade de sua ocorrência.

3 Composição corporal em crianças e adolescentes com Síndrome de Down

Fábio Bertapelli
Fábia Freire
José Irineu Gorla

Embora se evidencie um avanço significativo do diagnóstico do sobrepeso e da obesidade a partir dos anos 1990 na população jovem brasileira, nota-se que pouco foi estudado especificamente sobre a gordura corporal e a massa magra na população com Síndrome de Down (SD), sendo raras as investigações publicadas em periódicos de impacto internacional.

As informações referentes à composição corporal dos indivíduos com SD é relevante para prevenção de mecanismos envolvidos com o maior acúmulo de gordura corporal e para compreender os indicadores associados à prevalência de sobrepeso e de obesidade nessa população, oferecendo, assim, subsídio para os programas de intervenção em Educação Física e áreas afins.

3.1 Métodos de estimativa da composição corporal para crianças e adolescentes com Síndrome de Down

Não existem métodos de estimativa da composição corporal específicos para a população jovem com SD. Diante desse fato, alguns estudos foram conduzidos em crianças e em adolescentes com SD, utilizando-se de métodos-padrão realizados com as pessoas sem SD. Alguns protocolos comumente utilizados para estimar a composição corporal na população jovem com SD se apresentam no Quadro 3.1. O índice de massa corporal (IMC) e as dobras cutâneas serão abordados em tópicos específicos, por serem os métodos mais utilizados.

Quadro 3.1 – Métodos de estimativa da composição corporal utilizados em jovens com Síndrome de Down

Método	Variáveis	Autores
Impedância bioelétrica	Massa livre de gordura	Luke et al. (1996)
Absortometria radiológica de dupla energia (DEXA)	% gordura	Magge et al. (2008)
Antropometria	IMC % gordura	Al Husain (2003); Chumlea e Cronk (1981); Cronk, Chumlea e Roche (1985); Ferrara, Capozzi e Russo (2008); Fonseca et al. (2005); Luke et al. (1994); Luke et al. (1996); Magge et al. (2008); Marques et al. (2007); Marreiro et al. (2009); Myrelid et al. (2002); O'Neill et al. (2005); Ordóñez et al. (2005); Ordóñez, Rosety e Rosety-Rodriguez (2006); Sharav e Bowman, (1992)
Diluição de Deutério	Estimativa de água	Luke et al. (1996)

3.1.1 Índice de massa corporal

A metodologia comumente utilizada para mensurar o sobrepeso e a obesidade é o IMC, por sua facilidade de manuseio e baixo custo para estudos epidemiológicos.

A Organização Mundial da Saúde (OMS) adota o IMC como preditor confiável de sobrepeso e de obesidade na população geral. No entanto, para pessoas com SD, o IMC ainda não foi correlacionado com a porcentagem de gordura corporal. Com isso, torna-se duvidosa a utilização dos valores de corte do IMC estabelecidos para pessoas sem a síndrome para predizer o estado em que os sujeitos se encontram em relação à gordura corporal.

Rimmer, Braddock e Fujiura (1994) determinaram a associação entre o IMC acima de 27 e a porcentagem de gordura corporal de 320 pessoas com deficiência intelectual, com idades entre 17 e 70 anos de idade, os resultados apontaram uma baixa correlação entre os métodos. Apesar da diferença entre a população com deficiência intelectual e a população com SD, os dados supracitados sugerem cautela aos profissionais e aos pesquisadores que adotam o IMC para avaliar o índice de sobrepeso e de obesidade.

São apresentadas na Tabela 3.1 as características dos estudos sobre composição corporal em crianças e em adolescentes com SD, utilizando como parâmetro o IMC. Em relação à faixa etária, cerca de 50% dos estudos analisados avaliaram o IMC após os 5 anos de idade até os 19 anos, sendo raras as investigações que analisaram a composição corporal desde o nascimento até a idade adulta.

No que se refere ao período de realização das investigações, nota-se uma prevalência de estudos entre o período de 2002 a 2009; os primeiros estudos foram publicados entre os anos 1980 e 1990. Quanto ao tamanho amostral, observa-se que a quantidade de pessoas avaliadas variou de 10 (mínimo) a 785 (máximo), e a maioria dos estudos tinha amostra inferior a 100 pessoas com SD.

Em relação aos estudos desenvolvidos no Brasil, foi constatado um IMC médio de 20, na faixa etária de 10 a 19 anos. No entanto, os dados desses estudos não podem ser representativos da população brasileira com SD, pois a amostra utilizada pelos pesquisadores não foi estatisticamente significativa para identificar uma tendência à prevalência de sobrepeso e de obesidade nesta população específica.

Chumlea e Cronk (1981) avaliaram o sobrepeso de crianças com SD. Os resultados tenderam ao diagnóstico de sobrepeso a partir dos 2 anos e persistindo durante toda a infância. Cronk, Chumlea e Roche (1985) evidenciaram sobrepeso a partir dos 6 anos de idade em crianças com SD.

Os autores também observaram que a amostra com SD institucionalizada apresentou maiores médias de sobrepeso do que aqueles que viviam em casa. Ao comparar os valores de IMC com o grupo de controle, notaram-se diferenças significativas; crianças com SD atingiram valores médios maiores de IMC, quando comparadas aos valores normativos. Em relação à diferenciação sexual, meninas apresentaram valores de IMC maiores do que os meninos.

Na Arábia Saudita, Al Husain (2003) avaliou a prevalência de sobrepeso e de obesidade em crianças com SD, com o objetivo de estabelecer curvas de referência do IMC e percentil até 5 anos de idade. A amostra foi constituída por 785 crianças com SD (393 meninos e 392 meninas) e 989 crianças sem a SD referente ao grupo de controle (519 meninos e 470 meninas). As crianças eram atendidas na clínica de genética e pediatria geral, no hospital da Universidade de King Khalid, em Riad (Arábia Saudita). Crianças com trissomia 21 do tipo mosaico com cardiopatia congênita de moderada a grave, doença celíaca, malformações do trato digestivo, diabetes, hipotireoidismo e leucemia foram excluídas da amostra.

As mudanças com a idade do IMC de crianças sauditas do sexo masculino e feminino com SD estão apresentadas no Gráfico 3.1. Al Husain (2003) aponta diferenças no IMC em ambos os sexos para quase todas as idades, e tendência ao aumento da curva de IMC para crianças com SD, em cada faixa etária, quando comparada a uma tendência decrescente da curva de IMC para crianças do grupo de controle.

Tabela 3.1 – Características dos estudos sobre composição corporal em crianças e em adolescentes com SD

Autor	Ano	Delineamento	Faixa etária	n	País
Chumlea e Cronk	1981	Semilongitudinal	1-18 anos	284	EUA
Cronk, Chumlea e Roche	1985	Semilongitudinal	0-18 anos	262	EUA
Sharav e Bowman	1992	Transversal	2-11 anos	30	Canadá
Luke et al.	1994	Transversal	5-11 anos	12	EUA
Luke et al.	1996	Transversal	5-11 anos	10	EUA
Myrelid et al.	2002	Longitudinal e transversal	0-18 anos	354	Suécia
Pinheiro et al.	2003	Transversal	3 meses-18 anos	116	Chile
Al Husain	2003	Transversal	0-5 anos	785	Arábia Saudita
O'Neill et al.	2005	Transversal	3-10 anos	36	EUA
Fonseca et al.	2005	Transversal	10-18 anos	15	Brasil
Ordóñez et al.	2005	Transversal	16,3 ± 1,1 anos	21	Espanha
Ordóñez, Rosety e Rosety-Rodriguez	2006	Transversal	16,2 ± 1,0 anos	22	Espanha
Marques et al.	2007	Transversal	10-19 anos	30	Brasil
Ferrara, Capozzi e Russo	2008	Transversal	8,7-14 anos	77	Itália
Magge et al.	2008	Transversal	4-10 anos	35	EUA
Marreiro et al.	2009	Transversal	10-19 anos	16	Brasil

Gráfico 3.1 – Relação do IMC com a faixa etária de crianças sauditas do sexo feminino e masculino com Síndrome de Down (a), comparadas com a população sueca do sexo masculino (b) e feminino (c)

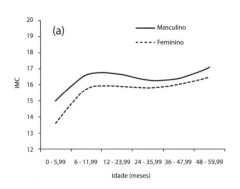
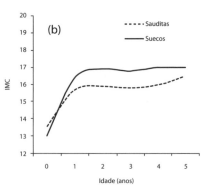
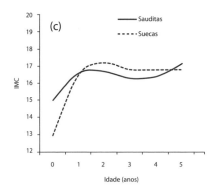

Fonte: adaptado de Al Hussain (2003).

Notam-se menores valores de IMC para aqueles com menos de 2 anos de idade, o que, segundo o autor, pode ser explicado pelas dificuldades encontradas na deglutição dos alimentos e pelas doenças respiratórias recorrentes que foram documentadas nessa faixa etária.

3.1.2 Sobrepeso e obesidade

Eichstaedt e Lavay (1992) analisaram as dobras cutâneas de 4.464 crianças e adolescentes americanos com deficiência intelectual e SD, com idades entre 6 e 18 anos. Os autores analisaram o percentual de gordura por meio das dobras cutâneas subescapular, tríceps e da perna. Foram encontradas diferenças significativas entre os grupos e, como esperado, a população com SD obteve maiores valores de tecido adiposo em todas as idades.

Quando somadas as dobras tricipital, subescapular e perna, Eichstaedt e Lavay (1992) notaram que a curva das meninas com SD apresenta acréscimo linear dos 6 aos 17 anos de idade e estabiliza-se dos 17 aos 20 anos. A curva dos meninos demonstrou aumento dos 6 aos 13 anos de idade, com um decréscimo aos 14 anos, voltando a sofrer acréscimo dos 17 aos 20 anos. O somatório das dobras cutâneas das meninas foi bem maior do que o dos meninos em todos os grupos etários, principalmente na faixa etária dos 14 aos 17 anos. As mudanças da soma das dobras cutâneas tricipital e subescapular de indivíduos com SD do sexo masculino e feminino com a idade são apresentadas nos Gráficos 3.2 e 3.3.

Os autores também analisaram as diferenças do somatório das dobras cutâneas entre as crianças com SD e as crianças com deficiência intelectual, classificada como leve, moderada e grave.

Gráfico 3.2 – Mudanças da soma das dobras cutâneas tricipital e subescapular de indivíduos com Síndrome de Down do sexo masculino e feminino com a idade

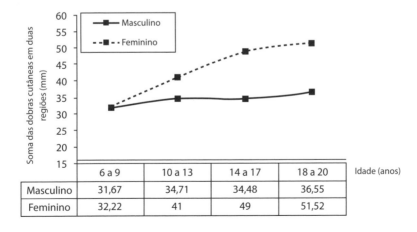

Fonte: elaborado com base em dados apresentados por Eichstaedt e Lavay (1992).

Gráfico 3.3 – Valores de corte do somatório das dobras cutâneas tricipital e subescapular recomendados para classificação do excesso de gordura

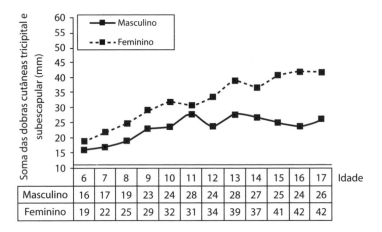

Fonte: elaborado com base em dados apresentados por Eichstaedt e Lavay (1992).

Gráfico 3.4 – Mudanças da soma das dobras cutâneas tricipital, subescapular e da perna de indivíduos com Síndrome de Down, deficiência intelectual moderada e leve do sexo masculino com a idade

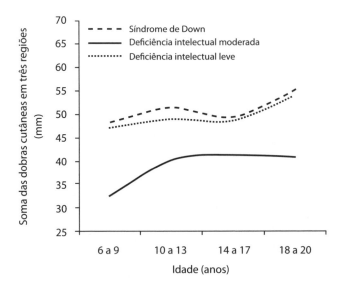

Fonte: elaborado com base em dados apresentados por Eichstaedt e Lavay (1992).

Gráfico 3.5 – Mudanças da soma das dobras cutâneas tricipital, subescapular e da perna de indivíduos com Síndrome de Down, deficiência intelectual moderada e leve do sexo feminino com a idade

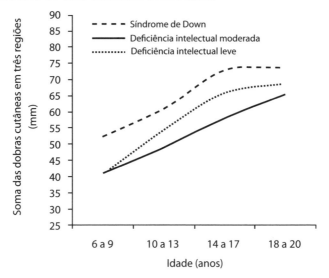

Fonte: elaborado com base em dados apresentados por Eichstaedt e Lavay (1992).

Os resultados mostram que a SD, como mencionado anteriormente, obteve maiores valores do somatório das dobras em todas as idades, em ambos os sexos. Analisando o comportamento das curvas de ambos os sexos em todos os grupos, a deficiência intelectual leve esteve próxima da SD, percorrendo paralelamente em todas as faixas etárias, principalmente no sexo masculino.

Distribuição de gordura subcutânea em crianças e adolescentes com Síndrome de Down

A distribuição de gordura corporal varia de pessoa para pessoa. Na SD, o tecido adiposo também sofre alterações durante o crescimento, variando conforme a faixa etária e o sexo. Em seu estudo, Eichstaedt e Lavay (1992) observaram que os ganhos de valores da dobra cutânea do tríceps nos meninos diminuiu dos 10 aos 20 anos de idade, aumentando-se dos 14 aos 17 anos, e reduzindo-se dos 18 aos 20 anos. A gordura tricipital das meninas e a subescapular dos meninos e das meninas aumentaram linearmente dos 6 aos

20 anos. As mudanças da dobra cutânea tricipital e subescapular de indivíduos com SD do sexo masculino e feminino com a idade apresentam-se nos Gráficos 3.6 e 3.7.

Gráfico 3.6 – Mudanças da dobra cutânea tricipital de indivíduos com síndrome de Down do sexo masculino e feminino com a idade

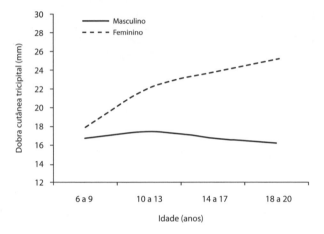

Fonte: elaborado com base em dados apresentados por Eichstaedt e Lavay (1992).

Gráfico 3.7 – Mudanças da dobra cutânea subescapular de indivíduos com Síndrome de Down do sexo masculino e feminino com a idade

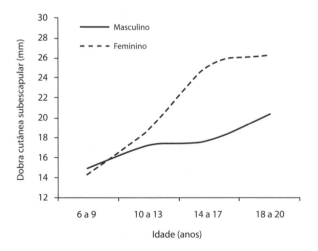

Fonte: elaborado com base em dados apresentados por Eichstaedt e Lavay (1992).

A dobra cutânea da perna dos meninos sofreu acréscimo dos 6 aos 12 anos de idade e dos 15 aos 20 anos; nas meninas, as médias do tecido adiposo da perna foram praticamente iguais dos 6 aos 12 anos, seguido de um aumento dos 13 aos 17 anos, com ligeira redução dos ganhos da dobra de perna dos 18 até os 20 anos. As mudanças da dobra cutânea da perna de indivíduos com SD do sexo masculino e feminino com a idade apresentam-se no Gráfico 3.8.

Gráfico 3.8 – Mudanças da dobra cutânea da perna de indivíduos com Síndrome de Down do sexo masculino e feminino com a idade

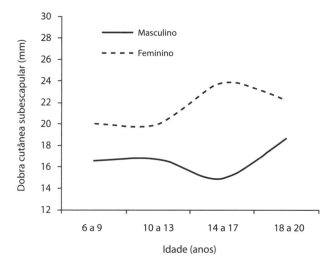

Fonte: elaborado com base em dados apresentados por Eichstaedt e Lavay (1992).

Em relação à análise comparativa de indivíduos com SD, deficiência intelectual leve e moderada, os valores entre as dobras cutâneas também tiveram suas variações. Os maiores valores de tecido adiposo do tríceps nos meninos foram encontrados na deficiência leve dos 10 aos 13 anos de idade, e os menores valores na deficiência moderada dos 6 aos 9 anos.

As curvas em pessoas com deficiência intelectual leve e em pessoas com SD não apresentaram amplas diferenças, ocorrendo algumas oscilações em ambos os grupos. A gordura corporal esteve amplamente elevada no grupo moderado em relação ao leve e ao SD.

Nos indivíduos do sexo feminino, os resultados foram diferentes daqueles dos indivíduos do sexo masculino, tendo um aumento linear do tecido adiposo dos 6 aos 20 anos em todos os grupos com os maiores valores de dobras ocorrendo na SD dos 18 aos 20 anos e os menores valores no leve, na faixa etária dos 6 aos 9 anos. A influência da idade nos valores de dobra cutânea tricipital de pessoas com SD, deficiência intelectual moderada e leve do sexo masculino e feminino apresentam-se nos Gráficos 3.9 e 3.10.

Gráfico 3.9 – Mudanças da dobra cutânea tricipital de indivíduos com Síndrome de Down, deficiência intelectual moderada e leve do sexo masculino com a idade

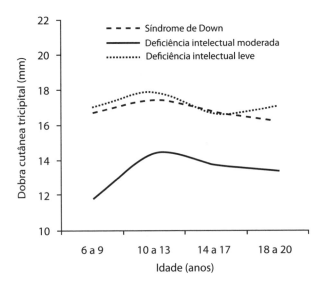

Fonte: elaborado com base em dados apresentados por Eichstaedt e Lavay (1992).

Gráfico 3.10 – Mudanças da dobra cutânea subescapular de indivíduos com Síndrome de Down, deficiência intelectual moderada e leve do sexo feminino com a idade

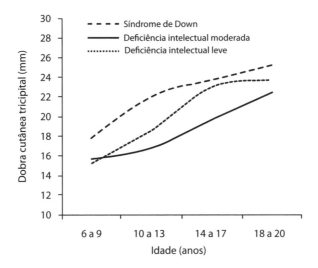

Fonte: elaborado com base em dados apresentados por Eichstaedt e Lavay (1992).

Eichstaedt e Lavay (1992) também observaram aumento linear da dobra cutânea subescapular dos 6 aos 20 anos de idade, e os aumentos ocorreram nas mesmas proporções entre os intervalos etários na deficiência intelectual leve em ambos os sexos. Diferentemente da dobra do tríceps, os valores da subescapular no sexo masculino aumentaram linearmente. Os maiores valores de tecido adiposo da subescapular nas meninas com SD foram durante o período de 6 a 20 anos, e os menores valores na deficiência intelectual leve foram dos 6 aos 9 anos. As mudanças da dobra cutânea subescapular de indivíduos com SD, deficiência intelectual moderada e leve do sexo masculino e feminino com a idade são apresentadas nos Gráficos 3.11 e 3.12.

Gráfico 3.11 – Mudanças da dobra cutânea subescapular de indivíduos com Síndrome de Down, deficiência intelectual moderada e leve do sexo masculino com a idade

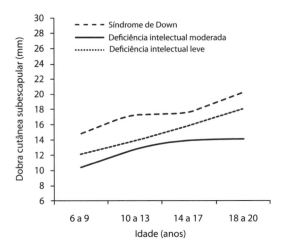

Fonte: elaborado com base em dados apresentados por Eichstaedt e Lavay (1992).

Gráfico 3.12 – Mudanças da dobra cutânea subescapular de indivíduos com Síndrome de Down, deficiência intelectual moderada e leve do sexo feminino com a idade

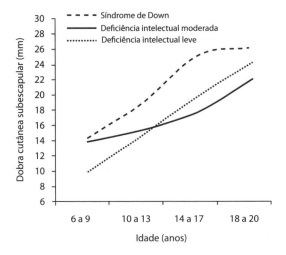

Fonte: elaborado com base em dados apresentados por Eichstaedt e Lavay (1992).

Os valores da dobra cutânea da perna na deficiência intelectual leve do sexo masculino foram maiores do que os demais grupos. No masculino, as curvas da SD e da deficiência leve também estiveram bem próximas em todas as faixas etárias, com ampla diferença do grupo da deficiência intelectual moderada.

As curvas apresentaram oscilação entre os intervalos etários para ambos os sexos. As mudanças da dobra cutânea da perna de indivíduos com SD, deficiência intelectual moderada e leve do sexo masculino e feminino com a idade apresentam-se nos Gráficos 3.13 e 3.14.

Gráfico 3.13 – Mudanças da dobra cutânea da perna de indivíduos com Síndrome de Down, deficiência intelectual moderada e leve do sexo masculino com a idade

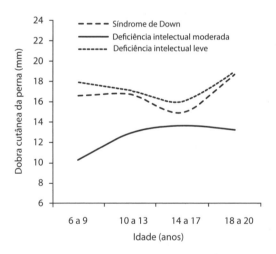

Fonte: elaborado com base em dados apresentados por Eichstaedt e Lavay (1992).

Gráfico 3.14 – Mudanças da dobra cutânea da perna de indivíduos com Síndrome de Down, deficiência intelectual moderada e leve do sexo feminino com a idade

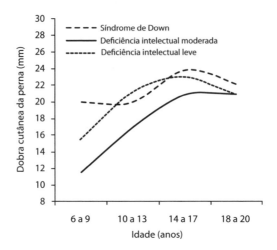

Fonte: elaborado com base em dados relatado por Eichstaedt e Lavay (1992).

Ao analisar as três dobras nos diferentes grupos, as curvas da SD permaneceram acima dos demais grupos na maioria das idades, em ambos os sexos, com exceção do tríceps e da perna do masculino, com valores maiores na deficiência intelectual leve. Nota-se, também, que valores do grupo da deficiência intelectual moderada estiveram abaixo do grupo da SD e da deficiência intelectual leve.

Quando analisadas as curvas apenas no grupo da SD, percebem-se vários cruzamentos. No masculino, somente a dobra cutânea subescapular apresentou acréscimo linear. Para o sexo feminino, as curvas que demonstraram aumento linear foram as dobras cutâneas subescapular e tricipital.

Em relação à dobra subescapular, na faixa dos 6 aos 9 anos de idade, teve seu início abaixo das outras dobras em ambos os sexos. A curva do tecido adiposo da perna apresentou comportamento semelhante dos 6 aos 13 anos de idade, em ambos os sexos; dos 14 aos 17 anos, apresentou decréscimo no masculino e acréscimo no feminino, seguido de aumento no masculino dos 18 aos 20 anos e diminuição no feminino. As mudanças das dobras cutâneas tricipital, subescapular e da perna de pessoas com SD do sexo masculino e do feminino com a idade podem ser visualizadas nos Gráficos 3.15 e 3.16.

Gráfico 3.15 – Mudanças das dobras cutâneas tricipital, subescapular e da perna de indivíduos com Síndrome de Down do sexo masculino com a idade

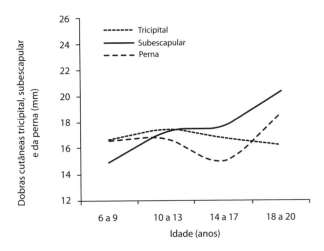

Fonte: elaborado com base em dados relatado por Eichstaedt e Lavay (1992).

Gráfico 3.16 – Mudanças das dobras cutâneas tricipital, subescapular e da perna de indivíduos com Síndrome de Down do sexo feminino com a idade

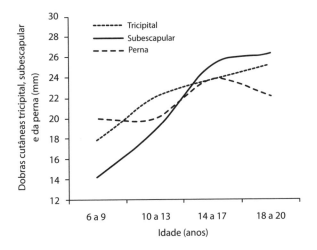

Fonte: elaborado com base em dados apresentados por Eichstaedt e Lavay (1992).

3.1.2.2 Gasto energético e obesidade em jovens com Síndrome de Down

Luke et al. (1994) investigaram a relação entre o gasto energético e a obesidade em crianças com SD. O percentual médio de gordura da amostra desse estudo foi 31,2 ± 8,4, com valores médios de IMC de 21,6 ± 5,5. Os autores também analisaram a taxa metabólica basal, e observaram que crianças com SD apresentam menores valores dessa variável, quando comparadas ao grupo de controle com características físicas semelhantes às do grupo SD.

Sugere-se que pessoas com taxa metabólica basal (TMB) diminuída estão mais suscetíveis à obesidade; desse modo, a ausência de atividades físicas contribui para a lentidão do metabolismo, tendo como consequência a incidência de maior prevalência de obesidade.

Ordóñez, Rosety e Rosety-Rodriguez (2006) analisaram os efeitos de um programa de exercício físico de doze semanas na composição corporal de pessoas com SD. A intervenção era composta por exercícios físicos com frequência de três vezes por semana, com duração de 1 hora. Por meio da análise do IMC no pré-teste, 31,8% dos sujeitos analisados na amostra apresentaram sobrepeso e 27,3% foram classificados como obesos. Após o programa de exercícios físicos, os autores observaram redução no diagnóstico de sobrepeso e de obesidade dos avaliados.

3.2 Hormônio leptina e insulina na obesidade

Além da TMB e do nível de atividade física, os hormônios também são importantes na discussão dos fatores que se associam ao sobrepeso e à obesidade.

Magge et al. (2008) compararam os níveis de leptina e de obesidade em crianças pré-púberes com SD e no grupo de controle (pessoas sem SD). Foram observados elevados níveis de leptina nas crianças com SD, IMC de 18,3 ± 3,2 e percentual de gordura de 22 ± 7,4; a leptina e a gordura corporal associaram-se positivamente nas crianças com SD.

Fonseca et al. (2005) avaliaram a resistência à insulina de crianças e de adolescentes com SD no Brasil. Por meio do IMC, a amostra foi classificada como 13,3% obesa e 26,7% com sobrepeso, e 60% dos analisados se encontravam dentro dos valores normativos. No entanto, estudos adicionais são necessários, incluindo amostras maiores e acompanhamento longitudinal, para comprovar a alta prevalência de resistência à insulina em indivíduos com SD.

3.3 Relação genética com a obesidade

Em relação aos fatores genéticos associados ao sobrepeso e à obesidade, em um estudo realizado no Brasil, Ferrara, Capozzi e Russo (2008) investigaram a relação do poliformismo genético com a obesidade em pessoas com SD. Os valores antropométricos das crianças com SD variaram entre os percentis 50 e 85; em adolescentes com SD de ambos os sexos variaram entre os percentis 75 e 85. Crianças e adolescentes do sexo masculino do grupo de controle apresentaram valores antropométricos entre os percentis 25 e 75; adolescentes do sexo feminino variaram entre os percentis 10 e 75. Diferenças significativas nas medidas antropométricas foram observadas entre as pessoas com SD e as do grupo de controle; os maiores valores antropométricos foram observados no grupo com a síndrome. Em relação à influência genética, nenhuma diferença significativa foi observada entre os grupos nos valores antropométricos, metabólicos e de pressão sanguínea com o poliformismo genético.

Ferrara, Capozzi e Russo (2008) também afirmam que o sobrepeso e a obesidade são característicos da maioria das crianças com SD, independentemente do genótipo. Entretanto, o gene em questão contribui para a obesidade.

Obter mais informações sobre os genes e a sua associação com a obesidade pode contribuir para um tratamento preventivo de desordens, e, sobretudo, auxiliar a evitar o risco de doenças cardiovasculares e de síndrome metabólica na população geral.

3.4 Nutrição e obesidade

Luke et al. (1996) avaliaram a ingestão de nutrientes e a composição corporal em crianças com SD para compreender as barreiras alimentares envolvidas na prevenção e no tratamento da obesidade. A composição corporal não diferiu entre os grupos, apresentando consumo de carboidratos abaixo do recomendado; 50% dos adolescentes foram diagnosticados com obesidade.

Marques et al. (2007) avaliaram o estado nutricional do zinco e associaram com os dados antropométricos. Os resultados demonstraram que 26,7% apresentavam sobrepeso e 6,6% foram classificados como obesos. O consumo de carboidrato, de lipídios, de proteínas e de zinco foi adequado e o estado nutricional de zinco apresentou alteração nos adolescentes com SD, havendo necessidade de mais estudos para elucidar essas alterações.

Ordóñez et al. (2005) avaliaram a correlação entre os parâmetros antropométricos e o perfil lipídico em adolescentes com SD. O IMC alcançou uma média de 29,83 ± 1,32, variando entre 24,88 (mínimo) e 33,94 (máximo), indicando sobrepeso. A correlação de Pearson mostrou que tanto o IMC quanto a relação cintura-quadril apresentou correlação positiva com os níveis de colesterol. Os autores constataram correlação entre dados antropométricos e perfil lipídico, especialmente em relação aos níveis de colesterol.

Marreiro et al. (2009) avaliaram o efeito da suplementação com zinco sobre o metabolismo do hormônio tireoideo dos adolescentes com SD. Antes da suplementação de zinco, o IMC foi, em média, de 20,43 ± 3,85 e, após a suplementação, foi de 21,42 ± 3,35, apresentando IMC normal e sem diferenças significativas após o consumo de zinco. Os autores notaram que a suplementação de zinco foi efetiva para a estabilização da concentração de zinco no compartimento celular, mas não influenciou na conversão do hormônio tireoidiano dos adolescentes.

4 Maturação biológica em crianças e adolescentes com Síndrome de Down

Leonardo Trevisan Costa
Fábio Bertapelli
Fábia Freire

Durante a adolescência, a idade cronológica perde parte de sua importância como condicionante do crescimento e do desenvolvimento. As amplas variações entre pessoas e populações em relação ao início, à duração, à sequência e à magnitude dos eventos pubertários, principalmente dos 10 aos 14 anos, determinam que os adolescentes sejam avaliados considerando a maturação biológica (Coelho e Silva e Malina, 2004).

A maturação pode ser caracterizada como um progresso em direção ao estado adulto mensurado por meio da idade biológica. Segundo Barbanti (2003), a idade biológica pode ser entendida como a idade de um indivíduo definida pelos processos de maturação e por influências exógenas, fornecendo um registro do índice de seu progresso em direção à maturidade.

As mensurações da idade biológica variam, até certo ponto, de acordo com o sistema biológico utilizado. Os indicadores mais comumente utilizados em estudos do crescimento humano são: maturação esquelética, sexual e somática, e esses três sistemas se correlacionam razoavelmente bem (Malina, Bouchard e Bar-Or, 2009)

4.1 Indicadores de maturação biológica

4.1.1 Maturação esquelética

A maturação esquelética é quantificada por meio da idade óssea, o que pode ser definido como o índice de desenvolvimento do esqueleto, que está sob influência de diversos aspectos, entre eles (Marcondes, 1980):

- genético-constitucionais;
- hormonais;
- nutricionais;
- socioeconômicos;
- climáticos e sazonais;
- bioquímico-farmacológicos.

O avanço em direção à maturidade esquelética realiza-se por meio da mineralização progressiva dos núcleos dos ossos curtos e das epífises dos ossos longos presentes no tecido cartilaginoso preexistente, que podem ser avaliados por meio das fases dos centros de ossificação (Moraes, Médici Filho e Moraes, 1998). Para Marcondes (1980), esses indicadores são características ósseas radiograficamente visíveis, que apresentam sequência ordenada e constante, comuns a todos os indivíduos com desenvolvimento normal.

As primeiras avaliações da idade óssea utilizavam várias partes do esqueleto como ombro, bacia, cotovelo, joelho, pé, mão e punho (Garn, Rohmann e Silverman, 1967), mas a região da mão e do punho mostra-se como a mais amplamente aceita, em razão da facilidade na execução da técnica radiográfica e pela grande quantidade de centros de ossificação presentes nessa região, que permite avaliar o desenvolvimento desde o nascimento até a maturidade, que ocorre por volta dos 18 anos (Greulich e Pyle, 1959; Moraes et al., 2005).

Partindo-se do pressuposto de que, em condições normais, ocorreria um sincronismo no crescimento ósseo das diversas estruturas corpóreas, torna-se possível utilizar as informações obtidas de estruturas da mão e do punho para avaliar a maturação esquelética geral (Fishman, 1979).

Pelo exame dos 30 centros de ossificação da mão e do punho, é possível verificar a sequência de aparecimento e de formação dos ossos, assim como a fusão das epífises com as diáfises, permitindo uma boa avaliação da predição do crescimento e do desenvolvimento da criança (Moraes et al., 2005).

Entretanto, esse processo de maturação esquelética não ocorre ao mesmo tempo para todos, podendo apresentar-se atrasado em relação à idade cronológica, adiantado (precoce) ou em período normal.

Os métodos mais utilizados na área da Educação Física são os de Atlas, propostos por Greulich e Pyle (1959) e o de abordagem específica do osso (TW1 e TW2), desenvolvido por Tanner e Whitehouse (1959).

Em 1959, Greulich e Pyle publicaram um atlas radiográfico do desenvolvimento ósseo da mão e do punho, baseado no trabalho de Todd (1937). Nesse método de inspeção, a idade óssea é determinada comparando a radiografia em estudo com as radiografias padrões do atlas (Haiter Neto, Almeida e Leite, 2000). Assim, se a radiografia da mão e do punho de uma criança de 8 anos de idade cronológica coincide com a radiografia padrão do atlas de uma criança de 9 anos, a idade esquelética dessa criança é de 9 anos.

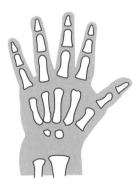

Recém-nascidos
Meninas: até 10 meses
Meninos: até 14 meses

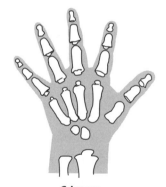

Crianças
Meninas: dos 10 meses aos 2 anos
Meninos: dos 14 meses aos 3 anos

continua

continuação

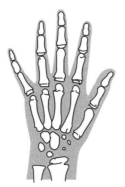

Pré-adolescência
Meninas: 2-7 anos
Meninos: 3-9 anos

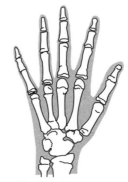

Início da adolescência
Meninas: 7-13 anos
Meninos: 9-14 anos

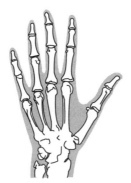

Adolescência
Meninas: 13-15 anos
Meninos: 14-16 anos

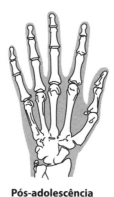

Pós-adolescência
Meninas: 15-17 anos
Meninos: 17-19 anos

FIGURA 4.1 – Progresso da ossificação da mão e do punho de meninas e de meninos.

Fonte: adaptado de Gilsanz e Ratib (2005).

O método Tanner-Whitehouse (TW) é, atualmente, o mais utilizado na literatura internacional. É caracterizado pela abordagem específica do osso. Foi, inicialmente, publicado em 1959, e conhecido como TW1. Posteriormente, em 1983, foi ampliado e reeditado, sendo designado por TW2. As referências do TW1 e TW2 basearam-se em uma amostra de 3.000 crianças britânicas. No TW3, editado em 2001, a amostra incluiu, além das crianças britânicas do método original, crianças belgas, espanholas, italianas, argentinas, americanas e japonesas. No TW3, é possível estimar, separadamente, a idade óssea do rádio, ulna e ossos curtos – escala RUS (13 ossos) – e a idade dos ossos do carpo – escala do carpo ou "carpal" (7 ossos) – (Silva et al., 2010).

Em consonância com a tendência secular positiva em muitos países, nessa última versão foram revisados os escores para os ossos avaliados. Foi adotada uma nova escala de conversão dos valores de maturidade esquelética, em que as idades de alcance da maturidade óssea diminuíram para 15,0 anos nas meninas e 16,5 nos rapazes; na versão TW2, eram de 16,0 e 18,2, respectivamente. No *software* do TW3 (RUSBoneAge, *version* 1.0), disponibilizado no livro *Assessment of skeletal maturity and prediction of adult height (TW2 method)*, é possível calcular automaticamente a idade óssea, um escore Z, bem como a posição percentílica encontrada para uma determinada idade (Silva et al., 2010).

Apesar de a avaliação esquelética ser o método mais indicado, sua aplicação é dificultosa em pesquisas de campo na Educação Física, uma vez que o aparato necessário (radiografia) é oneroso, e o diagnóstico só pode ser feito por profissionais especializados, além de expor o sujeito à radiação. Assim, sua utilização é recomendada quando se pretende maior precisão na determinação da idade biológica ou para validar métodos alternativos (Machado e Barbanti, 2007).

4.1.2 Maturação sexual

Embora alguns modelos de estágios púberes sexuais tenham sido propostos desde as décadas de 1940 e 1950, Tanner foi quem apresentou um método padronizado para os estágios da maturação sexual, que se tornou amplamente utilizado durante a década de 1960, sendo um dos métodos mais utilizados até a década de 2000 (Chipkevitch, 2001).

O protocolo proposto por Tanner (1962) é realizado pela avaliação do tamanho das mamas e pela análise do crescimento de pelos púbicos para as meninas, e o crescimento dos pelos pubianos e genitálias (escroto e pênis) para os meninos. Os seios e os órgãos genitais são analisados de acordo com o tamanho, a forma e as características e os pelos pubianos, de acordo com a quantidade e distribuição (Chipkevitch, 2001).

O estágio 1 indica o estágio pré-puberal, com ausência de desenvolvimento das características, sem ocorrer manifestações visíveis de características sexuais secundárias específicas. O estágio 2 indica o desenvolvimento inicial e aparente de cada característica. Os estágios 3 e 4 demonstram a maturação continuada de cada característica, indicando um estágio púbere. O estágio 5 é definido como estado adulto ou maturidade sexual (Malina, Bouchard e Bar-Or, 2009).

Atualmente, são raras as avaliações da maturação sexual de forma direta. Isso ocorre pela necessidade de os avaliados se colocarem seminus diante do avaliador, o que pode acarretar possíveis constrangimentos e problemas no meio educacional e em outras situações gerais; pela necessidade da presença de um médico especializado e um local adequado; e pelo provável desconforto do avaliador.

Nos últimos anos, tem se optado por utilizar a avaliação da maturação sexual indireta, na qual a criança e/ou o adolescente aponta(m) seu estágio de desenvolvimento sexual ao comparar seus corpos com as figuras (Figuras 4.2 a 4.5) que lhes são apresentadas (fotografias ou ilustrações), precedidas por explicações a respeito.

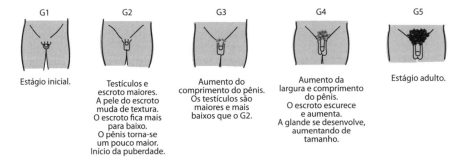

FIGURA 4.2 – Estágios do desenvolvimento dos genitais.

Fonte: Morris e Udry (1980 apud Ré, 2011).

Maturação biológica em crianças e adolescentes com Síndrome de Down 83

  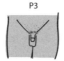 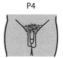

P1	P2	P3	P4	P5
Estágio inicial. Sem pelos.	Pequena quantidade de pelos longos, finos e esparsos, lisos e levemente encaracolados, localizados na base do pênis.	Pelos mais escuros, mais grossos e mais encaracolados, localizados na junção da púbis.	Pelos mais grossos, cobrem uma área maior.	Pelos mais espalhados, cobrindo uma área maior. Estágio adulto.

FIGURA 4.3 – Estágios da pilosidade pubiana masculina.

Fonte: Morris e Udry (1980 apud Ré, 2011).

 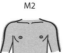   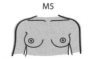

M1	M2	M3	M4	M5
Mamilo com pequeno relevo, seio ainda plano. Estágio infantil.	Aumento do diâmetro da auréola, maior relevo que M1. O seio tem pequena elevação. Início da puberdade.	Auréola e seios maiores que M2. Similar ao seio adulto pequeno.	A auréola e o mamilo se sobressaem sobre o seio	Estágio adulto. A auréola toma a forma do seio e o mamilo se sobressai.

FIGURA 4.4 – Estágios de desenvolvimento dos seios.

Fonte: Morris e Udry (1980 apud Ré, 2011).

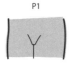 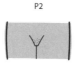 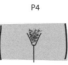 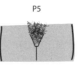

P1	P2	P3	P4	P5
Sem pelos. Estágio infantil.	Pequena quantidade de pelos finos e esparsos, lisos e levemente encaracolados, localizados ao redor dos grandes lábios.	Os pelos são mais escuros, mais grossos e encaracolados, localizados na junção da púbis.	Pelos mais grossos, cobrindo uma área maior que P3.	Pelos mais espalhados, cobrindo uma área ainda maior. Estágio adulto.

FIGURA 4.5 – Estágios de pilosidade pubiana feminina.

Fonte: Morris e Udry (1980 apud Ré, 2011).

4.1.3 Maturação somática

Avaliar a maturação pela utilização de medidas corporais não é possível, pois o tamanho do corpo por si só não é um indicador de maturidade. No entanto, dados específicos de estatura demonstram uma inclinação na curva de crescimento que assinala o estirão de crescimento durante a adolescência, que pode ser utilizado para derivar indicadores de maturidade, como a idade do início do estirão de crescimento ou/e a idade em que ocorre a taxa máxima de ganho em estatura, denominado pico de velocidade de crescimento (PVC) (Malina, Bouchard e Bar-Or, 2009). Dois adolescentes podem apresentar a mesma estatura em certa idade cronológica, mas um deles pode estar mais próximo de atingir a estatura final adulta do que o outro, ou seja, apresenta idade somática avançada, quando comparada ao outro.

Estudos norte-americanos e europeus mostram que o PVC ocorre por volta dos 12 anos para as meninas e por volta dos 14 anos para os meninos; a variação normal entre meninas é de 9 a 15 anos, e de 12 a 16 anos para meninos (Malina, Bouchard e Bar-Or, 2009). O valor absoluto do PVC compreende a faixa de 7 a 12 cm por ano, em garotos, e 6 a 11 cm por ano, em garotas (Marshall e Tanner, 1986). As garotas atingem em média o PVC dois anos antes que os garotos, mas, com ganhos menores em cm/ano (Marshall e Tanner, 1986).

A idade do PVC é o indicador mais comumente utilizado em estudos longitudinais com adolescentes, requerendo dados longitudinais que abrangem a adolescência para que seja possível sua estimativa. Não é possível estimar com exatidão o PVC de uma criança com base em apenas três ou quatro avaliações anuais durante a adolescência. Os dados devem abranger o intervalo de cerca dos 9 até os 17 anos de idade (Malina, Bouchard e Bar-Or, 2009).

Gráfico 4.1 – Período de ocorrência do pico de velocidade de crescimento (PVC) para estatura, comprimento de pernas e estatura troncocefálica para meninos (a) e meninas (b)

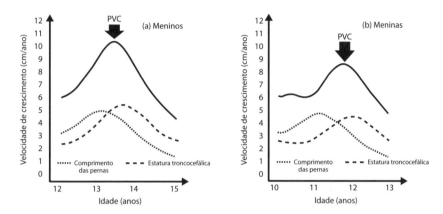

Fonte: adaptado de Mirwald et al. (2002).

Entretanto, mais recentemente, foi desenvolvido um método (Mirwald et al., 2002) para estimativa da maturação somática utilizando medidas antropométricas (estatura, estatura troncocefálica, massa corporal) e idade cronológica. Tal método permite a predição da distância em anos que o indivíduo se encontra da idade do pico de velocidade de crescimento. Essa é uma forma simples, não invasiva e barata de avaliação do estado maturacional, e que vem sendo utilizada em alguns estudos (Machado, Bonfim e Costa, 2009; Costa, 2011). As equações para estimar o PVC são demonstradas na Tabela 4.1.

Tabela 4.1 – Equações para predizer o pico de velocidade de crescimento (PVC)

Meninos
PVC = – 9,236 + 0,0002708(CP × TC) – 0,001663 (IC × CP) + 0,007216 (IC × TC) + 0,02292 (P/E)
Meninas
PVC: – 9,376 + 0,0001882 (CP × TC) + 0,0022 (IC × CP) + 0,005841 (IC × TC) – 0,002658 (IC × P) + 0,07693 (P/E)

CP: comprimento da perna (cm); TC: estatura troncocefálica (cm); IC: idade (anos); P: peso (kg); E: estatura (cm).

Fonte: Mirwald et al. (2002).

4.2 Maturação em crianças e adolescentes com Síndrome de Down

4.2.1 Maturação esquelética

Desde os primeiros estudos envolvendo a maturação esquelética em sujeitos com Síndrome de Down (SD), os autores já observaram que a idade óssea desta população apresenta ampla variação, podendo ser classificada como período puberal normal, precoce ou tardia, quando comparada às pessoas sem SD (Caffey e Ross, 1956).

Essas observações foram mais bem descritas por Pozsonyi, Gibson e Zarfas (1964), que avaliaram a maturação esquelética de 100 crianças e adolescentes com SD com faixa etária de 6 a 18 anos. Os autores relataram que a idade óssea dessa população é tardia, quando comparada à idade cronológica, até os 8 anos de idade. Posteriormente, a idade óssea encontra-se avançada até, aproximadamente, os 15 anos, quando ocorre seu cessamento. Os autores ainda observaram que o avanço da idade óssea após os 8 anos de idade não se relacionou com a prematuridade, o peso ao nascer, os problemas de saúde neonatais, o estado nutricional, o sexo e/ou a deficiência intelectual. Isso sugere a hipótese de que a maturação esquelética pudesse ser influenciada por características específicas dessa população, por exemplo, a obesidade, as alterações bioquímicas, o hipotireoidismo, entre outros.

Willich, Fuhr e Kroll (1977) descreveram as alterações esqueléticas relacionadas a 102 pessoas com SD entre 0 a 17 anos de idade por meio da análise de radiografias das regiões vertebral, do peitoral, da mão esquerda e da pelve. Os autores observaram mais comumente as seguintes características ósseas dos avaliados:

- ossificação anormal do esterno (33%);
- aplasia da décima segunda costela (18%);
- alternações nas vértebras lombares superiores (50%);
- tamanho anormal das falanges médias (62%);
- alteração na maturação esquelética (precoce ou tardia em 48%).

No Brasil, Sannomiya et al. (1998) avaliaram a idade óssea em 81 crianças e adolescentes com SD entre 6 a 15 anos por meio de radiografias da mão e do punho, conforme proposto por Greulich e Pyle (1959). Foram observadas diferenças estatísticas entre idade cronológica e idade óssea dos 10 aos 13 anos para o sexo feminino (avançada 1 ano) e dos 13 aos 15 para o sexo masculino (avançados 1,5 ano). Os autores também notaram que, aos 15 anos de idade, a maturação esquelética foi concluída.

Moraes et al. (2008) mensuraram a idade óssea de crianças e de adolescentes com SD brasileiras, de 6 a 16 anos de idade. A amostra foi dividida em quatro grupos: meninas com SD; meninos com SD; meninas sem a síndrome (grupo de controle); e meninos sem a síndrome (grupo de controle), e foram avaliados por meio do método de Greulich e Pyle (1959). A análise dos dados demonstrou que, durante a idade cronológica de 7 anos, a idade óssea encontrava-se atrasada em relação ao grupo de controle. Em contrapartida, aos 15 anos, a idade óssea foi adiantada em relação à idade cronológica, sugerindo que pessoas com SD atingem a maturação esquelética precocemente, quando comparadas às pessoas sem SD (Tabela 4.2).

Tabela 4.2 – Média e desvio padrão (DP) da idade cronológica, da idade óssea e da diferença entre idade cronológica e idade óssea

	Idade cronológica (meses)		Idade óssea (meses)		Diferença entre IC × IO (meses)	
	Média	DP	Média	DP	Média	DP
Meninas com SD	133,5	36,67	144,19	48,59	–11,4	20,40
Meninas sem SD	135,16	28,63	131,16	34,18	4,0	10,14
Meninos com SD	149,16	37,60	164,68	57,21	–15,53	23,90
Meninos sem SD	132,28	28,91	126,36	29,40	5,92	12,53

IC: idade cronológica; IO: idade óssea; SD: Síndrome de Down; DP: desvio padrão.

Fonte: adaptado de Moraes et al. (2008).

Em outro estudo nacional, Sannomiya e Calles (2005) compararam a idade óssea de 71 pessoas com SD às pessoas sem SD, entre 5 a 16 anos de idade cronológica. Os autores adotaram o protocolo proposto por Eklöf e Ringertz (1967), que utiliza radiografias da mão e do punho. Os resultados apontaram diferença estatística entre idade cronológica e idade óssea, sendo a idade biológica atrasada em relação à idade cronológica em, aproximadamente, 2 anos e 5 meses. Não foram observadas diferenças entre os sexos.

4.2.2 Maturação sexual

Pueschel et al. (1985) avaliaram as características sexuais secundárias, o comprimento peniano, o perímetro e o volume testicular de 46 meninos com SD. Não foram encontradas diferenças estatísticas entre as pessoas com e sem SD, ocorrendo desenvolvimento sexual similar nos avaliados. Os autores também relataram que as taxas de hormônio folículo-estimulante (FSH), de hormônio luteinizante e os níveis de testosterona na amostra com SD foram semelhantes aos do grupo de controle.

Entretanto, em um estudo, Goede et al. (2012) analisaram o volume testicular de 52 crianças e adolescentes com SD de 0 a 18 anos e compararam os dados obtidos aos valores referentes à população sem SD. Por meio dos resultados (Gráfico 4.2), notam-se valores significativamente menores de volume testicular dos avaliados com SD, quando comparados ao grupo de controle.

Gráfico 4.2 – Valores médios de volume testicular, de acordo com a idade, de 52 meninos com Síndrome de Down, mensurados por meio de ultrassonografia e comparados aos correspondentes às pessoas sem a alteração genética

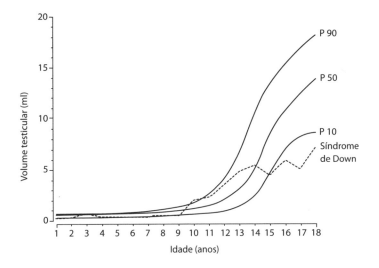

Fonte: adaptado de Goede et al. (2012).

Em relação ao sexo feminino, Evans e McKinlay (1988) analisaram a maturação sexual em meninas com SD e deficiência intelectual (grupo de controle). Foi observado que meninas com SD atingiam a idade de menarca precocemente (11 meses), quando comparadas ao grupo de controle.

Goldstein (1988) avaliou a menarca e o ciclo menstrual de 15 meninas dinamarquesas com SD. Os resultados demonstraram que a idade da menarca foi sensivelmente superior em meninas com SD (13,6 anos) do que no grupo de controle (13,5 anos). Não foram observadas diferenças estatísticas em relação à duração da menstruação (pessoas com SD: 5,5 dias; pessoas sem SD: 5,4 dias) e do ciclo menstrual (28,3 dias e 28,6 dias, respectivamente).

Sheridan (1989) corrobora esses achados ao apontar que a idade da menarca para meninas com SD foi de 12,6 anos, não diferindo estatisticamente da idade da menarca de suas irmãs sem a síndrome.

Arnell et al. (1996) observaram que a idade média da menarca em meninas com SD foi superior a estudos anteriores. Porém, não houve diferença significativa quando comparadas ao grupo de controle. A idade da menarca para as meninas com SD variou de 11,8 a 16,2 anos, com idade média de 13,2 anos. Já para o grupo de controle, que foi composto pelas mães, a idade da menarca variou de 11,0 a 16,0 anos, com idade média de 12,9 anos.

No Japão, Takano et al. (1995) avaliaram a idade da menarca de 95 meninas com faixa etária de 9 a 18 anos. A população com SD apresentou idade da menarca precoce (12,1 anos), quando comparadas às pessoas sem SD (12,5 anos), sendo essa diferença estatisticamente significante. Os autores sugerem que a maturação sexual precoce pode ser resultado da prevalência de obesidade em meninas com a síndrome.

Ranganath e Rajangam (2004) demonstraram que a idade média da menarca de meninas com SD se encontrava dentro do padrão normal da Índia (15,5 anos), além do desenvolvimento normal de caracteres sexuais secundários (pelos axilares, pelos púbicos e voz).

4.2.3 Maturação somática

Um dos primeiros estudos referentes ao crescimento somático de sujeitos com SD foi elaborado por Roche (1965), que demonstrou um cessamento do ganho em estatura, precoce quando comparado às pessoas sem SD, ocorrendo, aproximadamente, aos 15,5 anos, nos meninos, e aos 14,3 anos, nas meninas. Isso sugere que sujeitos com SD apresentam duração reduzida do período pubertário, quando comparados a indivíduos sem a síndrome, e/ou que a idade do PVC ocorre antes em indivíduos com SD.

Rarick e Seefeldt (1974) observaram que a velocidade média de crescimento durante a adolescência foi ligeiramente reduzida na população com

SD, mas o PVC foi alcançado em uma idade similar à do grupo de controle. Esses autores também mensuraram a estatura troncocefálica e relataram que a redução da estatura final observada na população com SD foi, em grande parte, por uma redução no comprimento dos membros inferiores durante todo o período do estudo (8 a 18 anos).

Arnell et al. (1996) examinaram o crescimento e a maturação de sujeitos com SD de ambos os sexos, entre 10 a 24 anos. O ganho médio de cm durante o PVC do sexo masculino (n = 18) foi de 8,5 cm/ano, variando de 6,0 cm a 10 cm por ano. Os meninos atingiram o PVC aos 12,3 anos, variando de 9,6 a 14,8 anos. Já para o sexo feminino (n = 16), o ganho médio de cm/ano foi de 7,3 cm, variando entre 5,0 e 11,0 cm/ano, atingindo a idade do PVC, em média, aos 10,8 anos, com o valor mínimo de 8,6 anos e máximo de 13,3 anos. Com isso, observa-se que as meninas alcançaram o PVC mais cedo do que os meninos, no entanto, seus ganhos em estatura (cm/ano) são menores. Os autores também compararam os valores da população com SD com as pessoas sem SD da Suécia. Foi observado que tanto a média de ganho durante o pico de velocidade de crescimento quanto a idade do PVC foram estatisticamente menores em meninos e meninas com SD, resultando em maturação somática precoce.

Kimura et al. (2003) avaliaram o crescimento e o PVC de 85 sujeitos com SD, sendo 43 do sexo masculino e 42 do sexo feminino, com faixa etária compreendida entre 0 e 20 anos. Os autores demonstraram que as crianças com SD iniciaram o estirão da puberdade antes que as pessoas sem SD e atingiram a idade do PVC precocemente, quando comparadas à população japonesa sem SD. E, ainda, que os valores de ganho em cm/ano foram menores em sujeitos com SD, resultando em *deficit* de estatura final, quando comparados às pessoas sem SD. Os meninos alcançaram o PVC aos 11,6 anos e as meninas, aos 10,2, ambos avançados maturacionalmente em 1 ano, quando comparados às pessoas sem SD. As diferenças diferiram estatisticamente tanto para o sexo masculino quanto para o feminino (Tabela 4.3).

Tabela 4.3 – Comparação dos dados antropométricos e maturacionais de meninos e meninas japoneses com e sem Síndrome de Down

	Meninos		Meninas	
	SD (n = 43)	GC (n = 439)	SD (n = 42)	GC (n = 483)
Estatura final (cm)	153,2 ± 5,6	169,1 ± 5,9★	141,9 ± 4,2	157,7 ± 4,9★
Idade de início do PVC	9,9 ± 1,3	11,1 ± 1,1★	8,8 ± 1,1	9,4 ± 1,2★
Estatura de início do PVC	124,3 ± 6,7	136,4 ± 7,0★	116,8 ± 5,5	130,6 ± 7,3★
Idade durante o PVC	11,7 ± 1,2	13,0 ± 1,0★	10,2 ± 1,1	11,1 ± 1,1★
Estatura durante o PVC	9,0 ± 1,4	10,3 ± 1,0★	7,3 ± 0,8	8,7 ± 1,2★

★ p < 0,01 (Teste t de Student).

SD: Síndrome de Down; GC: grupo de controle; PVC: pico de velocidade de crescimento.

Fonte: adaptado de Kimura et al. (2003).

Em outro estudo realizado no Japão, Kuroki, Kurosawa e Imaizumi (1995) observaram que o período puberal de adolescentes com SD, de ambos os sexos, apresentou o estirão de crescimento precocemente e com menores ganhos anuais de estatura, quando comparado aos valores referentes à população sem SD. Nota-se, também, maior variação dos padrões de crescimento (Gráfico 4.3).

Gráfico 4.3 – Curvas de velocidade de crescimento de crianças e adolescentes, meninos (a) e meninas (b), com Síndrome de Down, comparadas às das pessoas sem Síndrome de Down (linhas pretas)

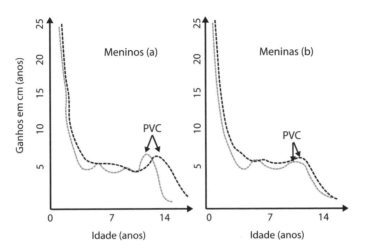

PVC: pico de velocidade de crescimento.

4.2.4 Maturação dental

Para a maturação dental, Sosa et al. (1995) examinaram 255 pacientes com SD (125 do sexo feminino e 130 do sexo masculino) entre 0 e 7 anos que frequentavam escolas especiais, em Santiago (Chile), com o objetivo de descrever o tempo de erupção da dentição e comparar com as pessoas sem SD. Em crianças com SD, foi observado atraso significativo na erupção dos dentes: incisivo central direito; incisivo lateral esquerdo; caninos esquerdo e direito no maxilar inferior. As meninas com SD apresentaram atraso significativo na erupção dos incisivos laterais superiores dos lados direito e esquerdo; dos caninos esquerdo e direito; do incisivo central esquerdo; dos incisivos laterais da direita e da esquerda; dos caninos esquerdo e direito; e do segundo molar direito. Com isso, nota-se maturação dental tardia nessa amostra de sujeitos com SD, quando comparados à população sem a síndrome. Os autores também observaram que a sequência de erupção em crianças com SD foi semelhante à observada nas pessoas sem SD, porém com maiores variações.

Silva e Aguiar (2003) analisaram a erupção dental de crianças com SD e fenotipicamente normais. Foram examinadas 115 crianças com SD e 115 crianças fenotipicamente normais, com idades de 1 a 12 anos e de ambos os sexos. Os autores observaram ligeiro atraso na erupção dental, tanto dos dentes decíduos quanto dos permanentes, nas crianças com SD, quando comparadas ao grupo de controle. As crianças com SD não exibiram dentes erupcionados antes de 1 ano de idade; a dentição decídua das crianças com SD completou-se entre 3 e 4 anos de idade, e os incisivos laterais permanentes, superiores e inferiores, apresentaram erupção tardia. Por meio desses achados, os autores concluíram que sujeitos com SD têm maturação dental tardia, quando comparados às pessoas sem SD.

Tabela 4.4 – Percentual de dentes ausentes (A), erupcionados (E) e em erupção (EE) de crianças sem Síndrome de Down (grupo de controle) e com Síndrome de Down (SD), de 1 a 12 anos

Idades	% dentes A		% dentes E		% dentes EE	
	Grupo de controle	SD	Grupo de controle	SD	Grupo de controle	SD
1 ano	23,6	51,4	68,1	36,8	8,3	11,8
2 anos	14,5	19,5	85,5	70,0	0	10,5
3 anos	0,5	2,7	99,5	96,4	0	0,9
4 anos	0,9	1,4	99,1	98,6	0	0
5 anos	22,0	25,9	76,7	72,8	1,3	1,3
6 anos	30,3	39,0	69,3	59,3	0,4	1,7
7 anos	32,0	56,6	68,0	42,2	0	1,2
8 anos	43,7	46,3	56,0	52,9	0,3	0,8
9 anos	42,8	46,5	53,3	49,9	3,9	3,6
10 anos	41,2	42,1	55,3	55,0	3,5	2,9
11 anos	35,3	40,0	61,6	56,3	3,1	3,7
12 anos	33,7	41,6	63,7	57,9	2,6	0,5

SD: Síndrome de Down.

Fonte: adaptado de Silva e Aguiar (2003).

Moraes et al. (2007) avaliaram a idade dentária de 102 indivíduos com SD com faixa etária de 3 a 16 anos, por meio de radiografias panorâmicas. Os resultados desse estudo mostraram que 70,9% dos indivíduos do sexo masculino e 61,2% dos sujeitos analisados do sexo feminino apresentaram idade dentária precoce. Apenas 32% das pessoas do sexo masculino e 38,7% dos indivíduos do sexo feminino apresentaram idade dentária tardia. Entretanto, dois terços dos indivíduos dos sexos masculino e feminino apresentaram idades dentárias com até 12 meses de diferença, o que significa que estão dentro do padrão de normalidade; 18,87% dos indivíduos do sexo masculino e 10,21% dos indivíduos do sexo feminino apresentaram idades dentárias fora do padrão de normalidade, com diferenças acima de 24 meses. Assim, nota-se que a maioria dos sujeitos com SD desse estudo estavam dentro do padrão de normalidade em relação à maturação dental.

Na Figura 4.6 é possível observar uma avaliação da idade óssea mediante a maturação dental. Por meio desse *software*, os avaliadores verificam o estágio de mineralização dos dentes, obtendo um escore final, que indica a idade dental do avaliado.

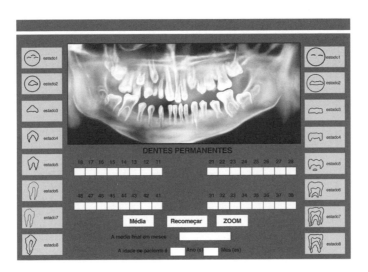

FIGURA 4.6 – Exemplo de uma avaliação da idade dental em sujeitos com Síndrome de Down.

Fonte: Moraes et al. (2007).

Desenvolvimento motor de crianças e adolescentes com Síndrome de Down

Aline Vidal Maia
Luiz Felipe C. Correia de Campos

O desenvolvimento motor pode ser definido como um processo sequencial e continuamente relacionado à idade cronológica, pela qual o ser humano adquire habilidades motoras, progredindo de movimentos simples, desorganizados e sem habilidade para a execução de habilidades motoras altamente organizadas e complexas, composto por mudanças qualitativas que ocorrem no comportamento, identificadas por fases, níveis ou estágios (Gallahue e Ozmun, 2005; Marques, 1996).

A maior característica de um estágio é a mudança qualitativa, tida como reflexo de uma reconstrução do sistema nervoso. Segundo Marques (1996), cada estágio representa a substituição de um antigo programa neural por um novo programa, progredindo por meio de uma determinada ordem em uma sequência de manifestações.

Marques (1996) ainda afirma que esses estágios não podem ser considerados de forma hierárquica nem absolutamente consistentes em todas as situações, mas, sim, como parte ativa de um ambiente que muda constantemente, e a predominância de um determinado estágio seria estabelecida de acordo com a regulação do ambiente, fornecida pelo objetivo da tarefa.

Segundo Isayama e Gallardo (1998), o interesse pela humanidade em estudar o desenvolvimento motor deu-se com o intuito de entender o desenvolvimento cognitivo com base no movimento, e não de entender as mudanças no comportamento motor. Recentemente, o foco central desses estudos é voltado para compreender o(s) processo(s) que embasa(m) as mudanças das habilidades motoras ao longo da vida, possibilitando melhor entendimento do desenvolvimento humano. Isso pode auxiliar na detecção de problemas naqueles que apresentarem desenvolvimento motor diferente ou, ainda, melhorar a *performance* de movimento, em alguns indivíduos.

A percepção e a cognição são variáveis importantes para entendermos melhor esse processo de desenvolvimento, pois influencia os processos motores subjacentes que estão envolvidos no desempenho de todo o movimento voluntário. Na concepção de Gallahue e Ozmun (2005), esse processo de desenvolvimento motor está relacionado ao fato de que todos estão envolvidos em um mecanismo permanente do aprender a mover-se com controle e competência. Observam-se diferenças desse desenvolvimento provocadas por fatores próprios do indivíduo (biológicos), do ambiente (experiências) e da tarefa em si (físicos/mecânicos).

Como o ambiente é um fator influente, Gorla, Araújo e Rodrigues (2009) mencionam que a ausência de estímulos adequados pode provocar prejuízos no domínio psicomotor, demonstrado na apresentação de dificuldades, aliada a um comportamento retraído e tímido, ou hipercinético, que caracteriza o estado defeituoso de coordenação.

5.1 Desenvolvimento motor e Síndrome de Down

De acordo com Mansur e Marcon (2006), o desenvolvimento motor de uma criança com SD não está somente relacionada às suas capacidades e habilidades motoras e à sua maturação, mas, também, com o seu desenvolvimento intelectual, pois quanto mais afetado o seu desenvolvimento motor, maiores dificuldades intelectuais ele apresentará.

Isso ocorre em razão do fato de os sistemas sensitivos e motores apresentarem células especializadas e distintas funcionalmente, permitindo maior velocidade de processamento de informações e adequação de respostas, algo essencial para funções cognitivas. Com as crianças deficientes intelectuais o dano neurológico limita a comunicação intercelular por meio das sinapses, intervindo na transferência de informações pelo sistema nervoso, o que dificulta a atividade neuronal eficiente (Mansur e Marcon, 2006).

Em crianças com SD também ocorre a presença de hipoplasia nos lóbulos frontais e occipitais e a redução do lóbulo temporal, refletindo na dificuldade de memória, de atenção e de comunicação, bem como na deficiência intelectual. Isso interfere no aprendizado motor pela dificuldade das crianças em perceber e interpretar os estímulos apresentados (Pereira, 2008).

Durante a primeira infância (de 0 a 3 anos), a inteligência é dependente do desenvolvimento neuromuscular, das manifestações motoras. Apenas posteriormente elas se tornam independentes, rompendo a sua simbiose, que só reaparecerá nos casos de deficiência intelectual, o que acaba revelando que um rendimento intelectual diminuído corresponde a um rendimento motriz também deficiente (Gorla, Araújo e Rodrigues, 2009).

O domínio gradativo dos movimentos das crianças com SD depende amplamente do ensino que recebem. O desenvolvimento motor dessas crianças deverá ocorrer de forma ordenada durante as etapas de desenvolvimento (Gorla, Araújo e Rodrigues, 2009).

O conhecimento de áreas motoras específicas, como a motricidade fina e global, o equilíbrio, o esquema corporal, a organização espacial e temporal e a lateralidade, permitem identificar suas dificuldades motoras, planejar o trabalho intervencionista e aperfeiçoar sua psicomotricidade (Mansur e Marcon, 2006).

Spanò et al. (1999) relatam que o atraso no desenvolvimento motor e perceptivo demonstrado por crianças com SD não se dá uniformemente em todas as tarefas motoras, mas mostra diferenças entre as habilidades motoras finas e grossas.

Em um estudo realizado por Conolly e Michael (1986 apud Lauteslager, 1995), foram avaliadas crianças com deficiência intelectual e SD por meio do teste Bruininks-Oseretsky. Foi observado que crianças com a síndrome apresentam menores índices de velocidade no caminhar, no equilíbrio, na força, na coordenação motora grossa e fina e nas habilidades motoras do que as crianças que só apresentam deficiência intelectual.

De acordo com Pereira (2008), o fato de crianças com SD permanecerem em posturas hipotônicas e estáticas diminui a possibilidade de experiências motoras e de exploração do ambiente. Geralmente, apresentam grande base de suporte (abdução e rotação externa da coxa) e falta de alinhamento postural (flexão da cabeça, tronco e membros inferiores), o que prejudica na manutenção e nas mudanças de posturas.

Com isso, a idade em que a criança com SD poderá atingir algumas fases de desenvolvimento motor apresenta influência de amplas variáveis físicas ou externas, como: hipotonia muscular; amplitude articular; recebimento ou não de estímulos; qualidade dos profissionais envolvidos nesse processo; ausência de problemas graves de saúde; e estímulo da família (Dalla Déa e Duarte, 2009), além dos outros fatores neurológicos citados anteriormente. A Tabela 5.1 exemplifica essa variação de idade na aquisição de marcos motores.

Tabela 5.1 – Principais marcos e variações do desenvolvimento de crianças com e sem Síndrome de Down

Ações	Crianças sem Síndrome de Down		Crianças com Síndrome de Down	
	Média de idade (meses)	Variação (meses)	Média de idade (meses)	Variação (meses)
Sorrir	1	0,5 a 3	2	1,5 a 4
Rolar	5	2 a 10	8	4 a 22
Sentar sem apoio	7	5 a 9	10	6 a 28
Engatinhar	8	6 a 11	12	7 a 21

continua

continuação

Ações	Crianças sem Síndrome de Down		Crianças com Síndrome de Down	
	Média de idade (meses)	Variação (meses)	Média de idade (meses)	Variação (meses)
Rastejar	10	7 a 13	15	9 a 27
Levantar	11	8 a 16	20	11 a 42
Caminhar	13	8 a 18	24	12 a 65
Falar palavras	10	6 a 14	16	9 a 31
Falar frases/ sentenças	21	14 a 32	28	18 a 96

Fonte: adaptado de Dalla Déa e Duarte (2009).

Canning e Pueschel (2007) também realizaram um estudo longitudinal com o intuito de analisar o desenvolvimento motor de crianças com SD. Os autores observaram uma extensão dos marcos motores quando comparados às crianças sem síndrome (Tabela 5.2), sugerindo que uma variedade de fatores, como as doenças cardíacas congênitas, as características biológicas e o ambiente, possam interferir nesse comportamento.

Tabela 5.2 – Marcos de desenvolvimento em crianças

Ações	Crianças com Síndrome de Down		Crianças sem Síndrome de Down	
	Média de idade (meses)	Extensão (meses)	Média de idade (meses)	Extensão (meses)
Sorrir	2	1,5 a 3	1	0,5 a 3
Rolar (de prono a supino)	6	2 a 12	5	2 a 10
Sentar	9	6 a 18	7	5 a 9
Arrastar-se	11	7 a 21	8	6 a 11
Engatinhar	13	8 a 25	10	7 a 13
Ficar de pé	10	10 a 32	11	8 a 16
Andar	20	12 a 45	13	8 a 18
Falar palavras	14	9 a 30	10	6 a 14

continua

continuação

Ações	Crianças com Síndrome de Down		Crianças sem Síndrome de Down	
	Média de idade (meses)	Extensão (meses)	Média de idade (meses)	Extensão (meses)
Falar frases/ sentenças	24	18 a 46	21	14 a 32

Fonte: adaptado de Canning e Pueschel (2007).

Lauteslager (1995) relata que uma das razões para o desenvolvimento motor anormal e as habilidades motoras reduzidas das crianças com SD, se comparados aos das crianças sem SD, seria a redução de um comportamento exploratório que pode desenvolver um papel importante no sistema neuromotor. O tempo no qual as habilidades são adquiridas durante o desenvolvimento motor é claramente mais lento, como mostra a Tabela 5.3; contudo, a ordem na qual as habilidades são adquiridas é a mesma das crianças sem a síndrome.

Tabela 5.3 – Marcos motores de crianças com Síndrome de Down, em comparação com crianças sem a síndrome

Tarefas motoras	Crianças com Síndrome de Down		Crianças sem Síndrome de Down	
	Média de idade (meses)	Extensão (meses)	Média de idade (meses)	Extensão (meses)
Bom equilíbrio de cabeça	5	3 a 9	3	1 a 4
Rolar	8	4 a 12	5	2 a 10
Sentar com coluna ereta sem suporte por mais de 1 minuto	9	6 a 16	7	5 a 9
Impulso para levantar	15	8 a 26	8	7 a 12
Impulso para levantar com ajuda	16	6 a 30	10	7 a 12
Levantar sozinho	18	12 a 38	11	9 a 16
Caminhar sem suporte	19	13 a 48	12	9 a 17

continua

continuação

Tarefas motoras	Crianças com Síndrome de Down		Crianças sem Síndrome de Down	
	Média de idade (meses)	Extensão (meses)	Média de idade (meses)	Extensão (meses)
Subir degraus com ajuda	30	20 a 48	17	12 a 24
Descer degraus com ajuda	36	24 a 60	17	13 a 24

Fonte: adaptado de Lauteslager (1995).

As habilidades motoras são adquiridas e refinadas por meio de ciclos repetidos de percepção e de ação, nos quais as crianças exploram suas possibilidades motoras e acabam selecionando as mais apropriadas. De acordo com Campos, Rocha e Savelsbergh (2010), crianças com SD podem ser limitadas em explorar suas possibilidades, o que exige mais tempo experimentando movimentos, a fim de adquirir e aperfeiçoar habilidades motoras.

Polisano et al. (2001) avaliaram 121 crianças com SD entre 1 mês e 6 anos de idade, com o objetivo de elaborar curvas de crescimento e de desenvolvimento motor da amostra. Os autores observaram que a amostra necessitou de mais tempo para aprender os movimentos avaliados e, com o aumento da complexidade dos movimentos, a aprendizagem se tornava mais complicada. Na Tabela 5.4 são demonstradas as probabilidades estimadas para o desenvolvimento de algumas tarefas motoras de crianças com SD.

Tabela 5.4 – Probabilidade estimada para o desenvolvimento de algumas tarefas motoras de crianças com Síndrome de Down

Tarefas motoras	Idade	Probabilidade estimada (%)
Rolar	6 meses	51
Sentar	12 meses	78
Rastejar	18 meses	34
Caminhar	24 meses	40
Subir escadas, correr e pular	5 anos	45 a 52

Fonte: adaptado de Polisano et al. (2001).

5.2 Habilidades motoras grossas de crianças com Síndrome de Down

Lauteslager (1995) aponta que existe uma pequena diferença de desenvolvimento da coordenação entre braços e pernas de crianças com SD, relacionando-se ao início das atividades que geralmente são realizadas com o braço, ou, então, a falta de equilíbrio postural, que prejudica as tarefas com as pernas. Também foi observada uma energia contínua para fazer movimentos compensatórios para estabilizar as articulações pela falta de equilíbrio e pelo desenvolvimento tardio das habilidades motoras do tronco; a primeira fase desse desenvolvimento é a rotação e a extensão do tronco e ela não ocorre, o que poderá acarretar movimentos padrões construídos em cima de uma base anormal.

Para alterar da posição deitada para a posição sentada, Zausmer (2007) descreve que as crianças com SD seguem uma sequência ligeiramente diferente de movimentos, virando de barriga para baixo, fazendo abdução dos quadris e elevação do tronco, do chão, com os braços (Figura 5.1), quando ela deveria virar-se para o lado e empurrar, com os braços, o tronco, para a posição sentada. Essa sequência também se altera com a tarefa de arrastar e engatinhar, na qual algumas crianças preferem arrastar-se sentadas nas nádegas, o que pode reafirmar o fato encontrado por Lauteslager (1995), que relata a diferença de desenvolvimento de pernas e de braços.

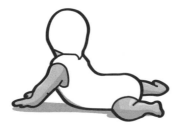

FIGURA 5.1 – Extensão da lombar para tentar sentar.

Fonte: Lauteslager (1995).

A cabeça da criança com SD pode balançar e pender para trás por um tempo bem maior do que a cabeça de uma criança sem a síndrome, na posição sentada (Figura 5.2).

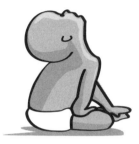

FIGURA 5.2 – Falta de força para sustentar o pescoço na posição sentada.
Fonte: Lauteslager (1995).

Os braços podem não ter força para sustentar o peso do tronco; as costas podem ficar arredondadas e, para manter o equilíbrio, geralmente, os quadris são abduzidos, como mostra a Figura 5.3 (Zausmer, 2007).

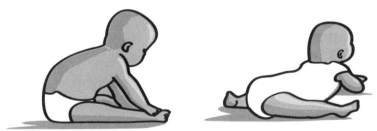

FIGURA 5.3 – Posturas sentadas.
Fonte: Lauteslager (1995).

Lauteslager (1995) constatou ainda que as crianças com SD podem demonstrar problemas em manter uma extensão da posição sentada, pois para se manterem estáveis as suas bases devem ser ampliadas. Para progredir do sentar para engatinhar ou alcançar objetos na pronação, o autor verificou que os avaliados utilizaram as extremidades para dar apoio e estabilidade, o que pode acarretar um pobre desenvolvimento do tronco, influenciando as habilidades de andar e de levantar.

5.3 Habilidades motoras finas de crianças com Síndrome de Down

O desenvolvimento da coordenação motora fina é fundamental para a aprendizagem de habilidades de autocuidado para as crianças com essa síndrome, pois, assim, poderão adquirir, aos poucos, a sua independência com relação ao seu cuidador em algumas tarefas diárias. Na Tabela 5.5 são apresentadas o desenvolvimento de algumas tarefas de autocuidado de crianças com SD comparadas às sem a alteração genética.

Antigamente, o *deficit* de destreza manual em crianças com SD era atribuído a dedos curtos, mãos hipotônicas e hiperfrouxidão nos ligamentos, que são características dessa população. Todavia, atualmente, estudos experimentais e neurológicos (Spanò et.al., 1999) identificaram um *deficit* específico na integração visual e motora de sujeitos com SD, na coordenação olho-cabeça e no equilíbrio. Os autores relacionam esses *deficit* tanto ao cerebelo quanto ao tronco encefálico, que parecerem menores nessas pessoas; o desenvolvimento incompleto dessas estruturas pode afetar a integração das informações sensoriais na destreza e na coordenação de movimentos.

A instabilidade do tronco e da cabeça na postura sentada, como foi citado anteriormente, restringe, também, o início do movimento de alcançar, e, como consequência, quando essas crianças obtiverem esse controle da postura sentada, os membros superiores ficarão livres e poderão adquirir melhor coordenação (Campos, Rocha e Savelsbergh, 2010).

O fato de manter os membros superiores livres é fundamental para todo o desenvolvimento da coordenação motora fina que essas crianças podem adquirir com as mãos, como agarrar, fazer preensão palmar e, posteriormente, manipular objetos.

Tabela 5.5 – Comparativo na aquisição de habilidades de autoajuda em crianças com e sem Síndrome de Down

Atividade Média de idade (meses)		Crianças com Síndrome de Down		Crianças sem Síndrome de Down	
		Extensão (meses)	Média de idade (meses)	Extensão (meses)	Média de idade (meses)
Alimentar-se	com os dedos	12	8 a 28	8	6 a 16
	com colher/garfo	20	12 a 40	13	8 a 20
Utilizar vaso sanitário	para urinar	48	20 a 95	32	18 a 60
	para defecar	42	28 a 90	29	16 a 48
Vestir-se	tirar a roupa	40	29 a 72	32	22 a 42
	colocar a roupa	58	38 a 98	47	34 a 58

Fonte: adaptado de Canning e Pueschel (2007).

6 Desempenho motor em crianças e adolescentes com Síndrome de Down

Fábio Bertapelli
Lucinar J. Forner Flores

De acordo com Guedes e Guedes (2006), em relação ao desempenho, as capacidades motoras podem apresentar-se como condicionantes e coordenativas. As capacidades motoras condicionantes referem-se à resistência, à força, à velocidade e à combinação entre elas. As capacidades motoras coordenativas referem-se ao processamento de informações e controle motor pelos sistemas sensorial e perceptivo-motor.

Neste capítulo, tratar-se-á do desenvolvimento motor voltado ao produto mediante estudo das capacidades motoras condicionantes, refletindo no desempenho motor de jovens com Síndrome de Down (SD), e não no desenvolvimento motor voltado ao processo ou às capacidades motoras coordenativas.

6.1 Aptidão física relacionada à saúde em jovens com Síndrome de Down

González-Agüero et al. (2010) fizeram uma revisão bibliográfica sobre a aptidão física relacionada à saúde em jovens com SD. Para tanto, foram adotados alguns critérios para inclusão dos estudos nessa revisão: aptidão física ou composição corporal como tema central; pelo menos 10% da população estudada incluir-se na faixa etária entre 10 e 18 anos; estudos redigidos na língua inglesa. A busca de artigos foi realizada nas bases de dados MEDLINE, no período a partir de 1965, e SPORTDiscus, a partir de 1975. Após a realização da análise, foram incluídos 17 artigos que atenderam aos critérios estabelecidos pelos pesquisadores. Os estudos mostraram que houve uma tendência a baixos valores de aptidão física em jovens com SD quando comparados a jovens sem deficiência intelectual ou mesmo com a população com deficiência intelectual, mas sem a SD. Com base na literatura, esses pesquisadores elaboraram um organograma para resumir a relação entre aptidão física e manifestações clínicas na SD. A Figura 6.1 representa essa relação.

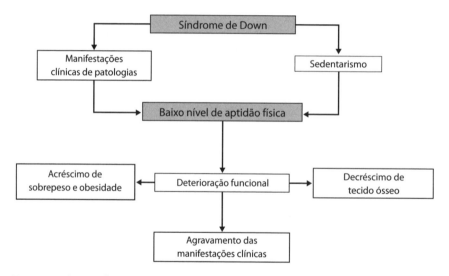

FIGURA 6.1 – Relação entre aptidão física e manifestações clínicas na Síndrome de Down.
Fonte: adaptado de González-Agüero et al. (2010).

Costa (2006) investigou a aptidão física de 13 indivíduos com SD e de 13 indivíduos sem a alteração genética, do sexo masculino, com idades entre 10 e 20 anos. A aptidão física foi avaliada por meio de três baterias de testes, apresentadas no Quadro 6.1.

Quadro 6.1 – Bateria de testes adotadas para mensurar a aptidão física de pessoas com Síndrome de Down

Bateria de testes 1	Equilíbrio geral (Johnson e Nelson, 1986)
Bateria de testes 2	Resistência cardiorrespiratória (Sobral e Silva, 2001)
Bateria de testes 3	Velocidade dos membros (EUROFIT, 1990) Agilidade (EUROFIT, 1990) Força explosiva (EUROFIT, 1990) Força estática (EUROFIT, 1990) Força do tronco (EUROFIT, 1990) Força funcional (EUROFIT, 1990) Velocidade-coordenação (EUROFIT, 1990)

Fonte: Costa (2006).

Para avaliar o equilíbrio, inicialmente a autora aplicou dois testes (o de flamingo e o de Johnson e Nelson), com o objetivo de verificar qual teste se adequava aos indivíduos. Costa (2006) concluiu que o teste de Johnson e Nelson foi melhor para fins de aplicação, apesar de os indivíduos apresentarem resultados menores no desempenho. A comparação das variáveis de aptidão física por idade em indivíduos com SD está apresentada na Tabela 6.1. Costa (2006) verificou que os resultados de aptidão física dos indivíduos com SD foram menores quando comparados com indivíduos sem a síndrome.

Tabela 6.1 – Comparação das variáveis de aptidão física por idade em indivíduos com Síndrome de Down

Variáveis	Síndrome de Down		t	p
	Grupo 10-15	Grupo 16-20		
Equilíbrio geral (s)	$1,02 \pm 0,63$	$1,71 \pm 0,84$	$-1,58$	0,142
Velocidade dos membros (s)	$416,00 \pm 150,52$	$302,88 \pm 62,46$	1,92	0,08

continua

continuação

Variáveis	Síndrome de Down		t	p
	Grupo 10-15	Grupo 16-20		
Agilidade (cm)	17,10 ± 6,93	26,94 ± 6,52	−2,59	0,03★
Força explosiva (cm)	75,60 ± 39,48	123,50 ± 44,46	−1,97	0,08
Força estática (kg)	11,10 ± 1,52	21,13 ± 6,98	−3,12	0,01★
Força do tronco (repetições)	10,00 ± 4,53	13,75 ± 4,40	−1,48	0,17
Força funcional (s)	17,00 ± 23,87	98,63 ± 100,89	−1,75	0,11
Velocidade – coordenação (s)	37,30 ± 9,04	26,51 ± 5,52	2,70	0,02★
Pr (bpm)	92,00 ± 5,15	78,63 ± 9,16	2,95	0,01★
P1 (bpm)	130,23 ± 18,29	134,63 ± 15,34	−0,47	0,06
P2 (bpm)	96,60 ± 12,44	99,50 ± 17,86	−0,32	0,76
R	33,60 ± 8,44	35,13 ± 11,57	−0,25	0,80

★ Nível de significância adotado: $p \leq 0,05$.

t: valores obtidos por meio do teste *t* de Student; p: nível de significância; Pr: frequência cardíaca medida antes do exercício; P1: frequência cardíaca medida imediatamente após o exercício; P2: frequência cardíaca medida 1 minuto após o exercício; R: recuperação cardiorrespiratória.

Fonte: adaptado de Costa (2006).

6.2 Aptidão aeróbia

Millar, Fernhall e Burkett (1993) observaram os efeitos do treinamento aeróbio em crianças e adolescentes com SD e compararam com o grupo de controle (sem a síndrome). As características dos sujeitos estão apresentadas na Tabela 6.2.

Tabela 6.2 – Valores médios e desvio padrão de peso corporal, estatura e idade cronológica do grupo de controle e do grupo experimental

	Peso (kg)	Estatura (cm)	Idade (anos)
Experimental (N = 9)	66,5 ± 12,5	153,7 ± 7,1	18,4 ± 2,9
Controle (N = 4)	58,4 ± 25,3	150,0 ± 15,8	17,0 ± 2,8

Fonte: adaptado de Millar, Fernhall e Burkett (1993).

O grupo de controle não participou de qualquer programa de treinamento físico regular. Os indivíduos do grupo experimental foram submetidos a um programa de treinamento de caminhada e de corrida durante dez semanas, três sessões por semana, durante 30 minutos, com intensidade entre 65% e 75% da frequência cardíaca máxima (FCmáx). Foram realizados um pré-teste e um pós-teste em uma esteira ergométrica pelo protocolo de Balke, modificado (validado para indivíduos com SD). Os gases foram analisados mediante espirometria de circuito aberto, monitorados por meio de eletrocardiograma, a fim de determinar o volume de oxigênio pico (VO_2pico; equação: ml/kg/min), absoluto e relativo; ventilação por minuto (V_e; equação: $l \cdot min^{-1}$), frequência cardíaca (FC; equação: $bpm \cdot min^{-1}$), relação de troca respiratória (RER; equação: VCO_2/VO_2).

Os pesquisadores relataram que tanto no grupo de controle quanto no grupo experimental não houve mudanças significativas nas variáveis supracitadas na Tabela 6.3. Entretanto, o grupo experimental demonstrou melhora significativa no tempo do exercício. Para Millar, Fernhall e Burkett (1993), embora o treinamento não tenha proporcionado ganhos na capacidade aeróbia, observou-se melhora da capacidade da marcha.

Tabela 6.3 – Dados do consumo de oxigênio

	V_e (l·min^{-1})	VO_2 (ml/kg/min)	FC (bpm·min^{-1})	RER (VCO_2/VO_2)
Grupo 1				
Pré-teste	52,24 ± 12,22	26,95 ± 7,92	172,80 ± 15,10	1,01 ± 0,05
Pós-teste	49,82 ± 13,24	25,56 ± 7,82	167,20 ± 11,80	1,03 ± 0,11
Grupo 2				
Pré-teste	48,50 ± 7,19	26,22 ± 5,85	165,80 ± 14,00	1,05 ± 0,05
Pós-teste	48,82 ± 13,24	26,24 ± 5,15	169,80 ± 12,90	1,04 ± 0,05

Fonte: adaptado de Millar, Fernhall e Burkett (1993).

Fernhall et al. (2001) avaliaram a capacidade de predição da FCmáx em pessoas com SD, comparando-as com sujeitos sem SD. Os indivíduos foram submetidos a um teste de esforço máximo em uma esteira, sendo medida a FC e as variáveis metabólicas. Os indivíduos foram convidados a praticar caminhada em uma esteira, munidos com a aparelhagem de análise, tornando possível a familiarização, a fim de diminuir a margem de erros nessa população. Foi utilizado um protocolo de caminhada na esteira com velocidade ajustada de acordo com a capacidade dos sujeitos. A velocidade utilizada foi entre 3,22 e 5,33 km/h; a cada 1-3 minutos, a velocidade aumentava de 2,5% a 4%, até a exaustão dos participantes. Os indivíduos apresentaram quociente intelectual (Q.I.) entre 52 e 70, com *déficit* em dois ou mais comportamentos adaptativos. Os pesquisadores observaram que a predição da FCmáx de pessoas com SD deve ser entre 22 e 24 batidas por minuto (bpm) inferiores, quando comparados às pessoas sem SD. Além disso, a fórmula 220 – idade deve super predizer a FCmáx de 24 a 32 bpm para indivíduos com SD.

$$FCmáx = 210 - 0,56 \text{ (idade)} - 15,5 \text{ (2)}$$

Por meio desse estudo, os pesquisadores desenvolveram uma equação de predição da FCmáx em indivíduos com SD. A relação entre as variáveis está apresentada nos Gráficos 6.1 e 6.2.

Gráfico 6.1 – Relação entre FCmáx predita e avaliada em indivíduos com Síndrome de Down e deficiência intelectual (a) e em pessoas sem Síndrome de Down (b)

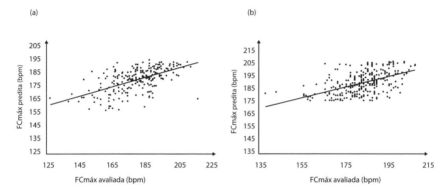

Fonte: adaptado de Fernhall et al. (2001).

Gráfico 6.2 – Relação entre FCmáx e idade em indivíduos com Síndrome de Down e deficiência intelectual (a) e em pessoas sem Síndrome de Down (b)

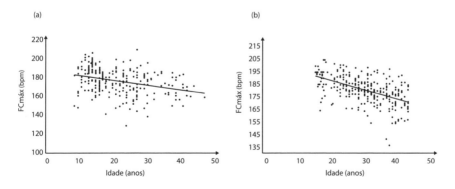

Fonte: adaptado de Fernhall et al. (2001).

Guerra, Pitetti e Fernhall (2003) testaram a validade preditiva do teste Shuttle Run de 20 metros em 26 jovens com SD com idade média de 15,3 ± 2,7 anos, americanos e espanhóis, de ambos os sexos. A amostra não apresentava restrições médicas ou *deficit* motores que poderiam impedi-los de realizar os testes físicos. Nenhum adolescente apresentou mosaicismo e translocação. Todos foram diagnosticados com trissomia simples, sendo classificados com deficiência intelectual leve. O objetivo do estudo resumiu-se em determinar se a equação de regressão desenvolvida no teste Shuttle Run é válida para predizer a aptidão cardiorrespiratória de jovens com deficiência intelectual. Os sujeitos foram submetidos ao protocolo máximo em esteira e o teste de Shuttle Run de 20 metros, mensurados por meio do VO_2 pico real e predito, respectivamente.

A equação utilizada para predizer o VO_2 pico foi proposta por Fernhall et al. (1998):

$$VO_2 \text{pico} = 0,35 \text{ (voltas completas)} - 0,59 \text{ (IMC)} - 4,5 \text{ (1 = masculino; 2 = feminino)}$$

O teste em esteira foi validado para essa população em estudos anteriores. Por meio de protocolo individualizado, a velocidade variou entre 2,5 e 4,2 km/h, sendo aumentada 0,83 km/h a cada minuto, até a exaustão. A inclinação inicial foi de 0%, sendo aumentada até 4% a cada 2 minutos, até a inclinação de 12%. Os indivíduos foram treinados especificamente para o teste Shuttle Run com o objetivo de melhorar a compreensão e a execução do teste. Além disso, correram em grupos de 2 a 6 participantes e receberam estímulo verbal e motivação contínua de um avaliador, que correu ao lado dos jovens.

Observou-se diferença significativa ($p < 0,01$) entre a medida real ($25,5 \pm 5,2 \text{ ml·kg}^{-1}\text{·min}^{-1}$) e a predita ($33,5 \pm 3,9 \text{ ml·kg}^{-1}\text{·min}^{-1}$). Além disso, houve uma baixa relação entre os valores reais e os preditos ($r = 0,54$). Os resultados estão apresentados na Tabela 6.4.

Tabela 6.4 – Dados demográficos, voltas completas e parâmetros fisiológicos pico no teste de esteira

Variáveis	Masculino (n = 15)	Feminino (n = 11)	Geral (n = 26)
Idade (anos)	14,9 ± 3,0	16,1 ± 2,2	15,3 ± 2,7
Estatura (m)	1,51 ± 0,9	1,43 ± 0,06	1,48 ± 0,08
Massa (kg)	55,2 ± 12,6	50,1 ± 10,1	53,0 ± 11,7
20MST (voltas completas)	11,6 ± 4,6	77 ± 2,6	10,0 ± 4,3
Teste de esteira			
VO_2 pico (ml·kg^{-1}·min^{-1})	27,6 ± 5,1	22,7 ± 3,8	22,5 ± 5,2
V_e pico (l·min^{-1})	53,3 ± 14,6	40,7 ± 11,6	48,1 ± 14,6
FCpico (bpm)	171 ± 12	174 ± 10	172 ± 11
RER (VCO_2·VO_2^{-1})	1,07 ± 0,09	1,04 ± 0,09	1,04 ± 0,09

Média ± desvio padrão (DP).
Fonte: adaptado de Guerra, Pitetti e Fernhall (2003).

A diferença média foi de 7,95 ml·kg^{-1}·min^{-1}, com os limites máximos de concordância, mostrando que a equação de predição pode subestimar valores reais de 1,6 kg·ml^{-1}·min^{-1} e os limites inferiores de concordância, apresentando uma superestimativa de 17,5 ml·kg^{-1}·min^{-1}. Essa relação pode ser observada no Gráfico 6.3.

Assim, os pesquisadores concluem que a equação de regressão desenvolvida para predizer o VO_2 pico de jovens com deficiência intelectual não é válida para predizer o VO_2 pico de jovens com SD (Gráfico 6.4).

Gráfico 6.3 – Regressão do VO$_2$ pico real e predito

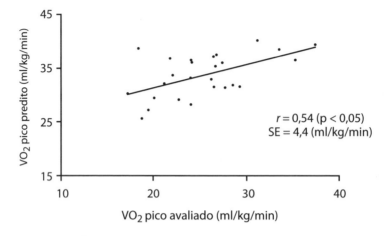

O VO$_2$ pico predito foi derivado do desempenho do teste Shuttle Run por meio da equação de Fernhall et al. (1998) para crianças e adolescentes com deficiência intelectual.

SE: erro de estimativa padrão; *r*: valor de correlação.

Fonte: adaptado de Guerra, Pitetti e Fernhall (2003).

Gráfico 6.4 – Relação entre as diferenças individuais do VO$_2$ pico predito e do real e a média do VO$_2$ pico predito e do real

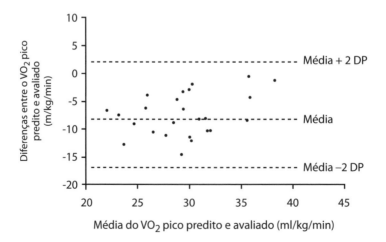

Fonte: adaptado de Guerra, Pitetti e Fernhall (2003).

Dichter et al. (1993) relacionaram a função pulmonar e a aptidão física em 18 crianças e adolescentes com SD, com idades entre 6 e 12 anos. Foram avaliadas a resistência cardiorrespiratória, a força abdominal, a gordura corporal e a flexibilidade lombar e isquiotibial. Os valores da função pulmonar foram significantemente menores em comparação aos dos indivíduos sem a síndrome. No que diz respeito aos valores de aptidão física, apresentaram nível de flexibilidade adequada, baixo valor cardiorrespiratório, alto componente de gordura corporal e uma diminuição da força abdominal, em relação às crianças da mesma idade sem deficiências. Os autores também notaram correlações significativas entre os escores de força abdominal e os valores de função pulmonar.

7 Atividade física para crianças e adolescentes com Síndrome de Down

Aline Vidal Maia
Fábia Freire
Luiz Gustavo T. Fabrício dos Santos

Ao abordar o tema atividade física para crianças e adolescentes com Síndrome de Down (SD), o debate central não é o que se deve ensinar, mas qual o enfoque que se deve ter no processo de ensino-aprendizagem e como transmitir as informações de modo que possam ser assimiladas com maior facilidade.

Antigamente, os programas de atividade física voltados para essa população eram vistos com fins terapêuticos, não para o aprimoramento das habilidades motoras em geral (Gorgatti e Teixeira, 2008).

Hoje, o que se pode notar é a crescente implementação de programas para esse grupo, com o intuito de promover, além de todos os benefícios da prática regular de atividade física, que são mundialmente conhecidos, a oportunidade de testar seus limites e suas potencialidades, de prevenir as enfermidades secundárias à sua deficiência e promover a integração social do indivíduo (Melo e Lopez, 2002).

Para Cidade e Freitas (2002), é necessário utilizar atividades que buscam desenvolver as capacidades motora, afetivo-social, cognitiva e linguística, considerando suas limitações e suas necessidades individuais. É importante utilizar o movimento como elemento educativo, favorecendo formação integral à pessoa.

Segundo Bueno e Resa (1995), um programa de Educação Física Adaptada para as pessoas com deficiência intelectual deve ter como objetivos básicos:

- desenvolver e/ou adquirir capacidade física e habilidade motora;
- buscar maior equilíbrio pessoal do aluno;
- promover hábitos de comportamento que assegurem autonomia e independência;
- desenvolver atitudes que facilitem a integração social, entre outros.

É importante enfatizar a participação de todos durante as atividades, que devem ser realizadas de maneira constante, progressiva e regular. O professor de Educação Física deve visar à necessidade de regras e de rotinas, para que os participantes sintam-se seguros e tenham um referencial durante as atividades motoras realizadas (Cidade e Freitas, 2002).

De acordo com Cidade e Freitas (2002), as atividades devem ser apresentadas de forma a respeitar as limitações de cada participante, visando ao potencial e à promoção de autonomia de cada um, proporcionando situações nas quais os alunos aprendam a lidar com seus fracassos e êxitos.

Diehl (2006) menciona que as pessoas com deficiência intelectual apresentam vários fatores que podem interferir no seu desenvolvimento, entre eles: valores morais; educação; criação; estímulos recebidos etc. Esses fatores determinam diferenças entre os indivíduos situados dentro de uma mesma faixa etária; por isso, é importante que o professor de Educação Física conheça o histórico de cada aluno.

Programas para pessoas com SD têm mais implicações cognitivas, e as estratégias devem ser adaptadas, de forma que a sequência do que está sendo ensinado deva ser decomposta em passos simples; movimentos complexos devem ser ensinados passo a passo e repetidos. O nível de atenção e interesse desses alunos, muitas vezes, está comprometido, e esse fato deve ser observado, porque a alteração de estratégias com a utilização de demonstrações e de elogios às tentativas e ao bom desempenho revela-se, na maioria das vezes, um procedimento eficiente (Duarte e Gorla, 2009).

Existem diversos programas de atividade física adaptada específicos para crianças e adolescentes com SD. A seguir, serão abordados os mais conhecidos e mais propensos a propiciar melhoras no desenvolvimento dessa população.

7.1 Equoterapia

Por volta de 370 a.C., Hipócrates já aconselhava a equitação como meio para regenerar a saúde e preservar o corpo de muitas doenças. Apesar disso, apenas nos últimos anos a terapia com cavalos tem se tornado um pouco mais evidente.

Em 1596, o médico Hyeronymus Mercurialis, em sua obra *De arte gymnastica*, afirmou que a equitação não exercita só o corpo, mas, também, os sentidos. Na Inglaterra, em 1901, o Hospital Ortopédico de Oswentry conduziu as primeiras atividades equoterápicas em contexto hospitalar, tornando a equoterapia mais conhecida e facilitando a sua utilização para pessoas com deficiências (Manzolin e Riskalla, 2004).

A equoterapia busca, por meio da utilização do cavalo, promover o desenvolvimento biopsicossocial de pessoas com deficiência e/ou com necessidades especiais. A base desse método é o movimento que o cavalo faz durante a sua marcha tridimensional, que é muito semelhante à do homem, com movimentos de inclinação lateral de tronco, rotações para dissociação de cintura e movimentações de báscula anterior e posterior da pelve. Todos esses movimentos são utilizados durante as sessões por meio do contato do cavaleiro com o cavalo pela bacia pélvica, e o movimento automático de adaptação (ajuste tônico) do cavaleiro torna-se rítmico com o deslocamento do cavalo ao passo.

Essa adaptação ao ritmo do passo do cavalo exige contração e descontração simultâneas dos músculos agonistas e antagonistas, fazendo que essa atividade exija a participação do corpo inteiro do cavaleiro, contribuindo, assim, para o desenvolvimento da força muscular, o relaxamento, a conscientização do próprio corpo, o aperfeiçoamento da coordenação e o equilíbrio (Robacher e Ferrari, 2006).

As atividades equoterápicas devem ser desenvolvidas por equipe multidisciplinar especializada na reabilitação e/ou educação de pessoas com deficiências, formada por profissionais de equitação, fisioterapeuta, terapeuta ocupacional, psicólogo, professor de Educação Física, pedagogo, fonoaudiólogo, assistente social, entre outros.

As sessões de equoterapia podem ser realizadas em grupo; no entanto, o planejamento e o acompanhamento devem ser individualizados. Além disso, é necessário acompanhar a evolução do trabalho e avaliar os resultados obtidos por meio do registro das atividades desenvolvidas com os praticantes (Associação Nacional de Equoterapia, 2009).

Quadro 7.1 – Benefícios da equoterapia

Melhora do equilíbrio e da coordenação motora.
Ajuste do tônus muscular, adequação da postura.
Facilitação do controle e fortalecimento muscular.
Aprendizado de novos esquemas motores, entre outros.

Fonte: adaptado de Hammound (2009).

7.2 Natação

Segundo Biasoli e Machado (2006), Hipócrates (c. 460-375 a.C.) já utilizava a hidroterapia como meio auxiliar no tratamento de diversas patologias, como doenças reumáticas, neurológicas, articulares, icterícia e espasmos musculares. Todavia, apenas em meados do século XIX a água deixou de ser utilizada de uma forma passiva, com banhos de imersão, e começou a ser utilizada de um modo mais ativo, com o emprego da flutuação para a realização de exercícios.

Atualmente, sabe-se que a prática da natação pode ocasionar redução, não só de pequenos distúrbios neuromotores, mas, também, facilitar a aquisição da aprendizagem de novas habilidades, pois, a todo o momento, exige-se que o aluno redobre sua atenção para estabilizar sua postura dentro da água, para desenvolver os exercícios, favorecendo a aquisição de novas posturas e do desenvolvimento global de seu corpo. Todas essas aquisições proporcionadas pelo meio aquático são percebidas nos primeiros três meses de prática constante de natação (Lopes e Pereira, 2004).

Santana e Dalla Déa (2009) afirmam que, ao entrar na piscina, a pressão da água realiza uma melhora no retorno sanguíneo, proporcionando melhor distribuição do sangue e favorecendo o fornecimento de oxigênio para o movimento. Na flutuação, ocorre uma ação contrária da gravidade; dessa forma, além de experimentar-se uma diferente vivência motora, protege-se o organismo da ação da gravidade e facilita-se a movimentação de quem apresenta algum *deficit* motor.

Na água, o indivíduo pode demonstrar um medo exagerado de cair, dificuldade de comunicação, incapacidade de controlar movimentos esporádicos ou indesejados, entre outros. Uma vez que qualquer corpo no meio aquático se esforça para conseguir superar essas perturbações e adaptar-se, esses primeiros esforços devem ser considerados uma das vantagens da natação (Damasceno, 1992).

Essas atividades motoras buscam não só a autonomia do indivíduo no meio líquido, mas, também, o aumento do repertório de habilidades motoras e a melhora das condições físicas para o desempenho de atividades diárias.

A natação oferece algumas vantagens para indivíduos com deficiência ou limitações físicas, entre elas: capacidade de flutuação, que permite a realização de vários movimentos que em ambientes não aquáticos seriam impossíveis; liberdade de movimentos e o alívio do peso corporal; controle do equilíbrio facilitado pela pressão hidrostática. Entretanto, essas atividades são contraindicadas em alguns casos, como em indivíduos com feridas abertas, incontinência urinária ou intestinal, febre, escaras, uso de cateter ou de bolsa de colostomia (Bôscolo, Vanícola e Teixeira, 2008).

7.3 Dança

Quando se trata do ensino da dança para pessoas com deficiência, torna--se importante ressaltar que

> A palavra *ensino* [...] é colocada como sendo a ação do professor despertando e orientando o aluno para o movimento, deixando-o livre para resolver qual o gesto adequado para expressar como percebe aquilo que lhe é proposto. Não aquele ensino que vem do comando do que deve ser feito, que imprime um modelo, que se antecipa autoritariamente, definindo qual gesto é harmonioso, para a justeza do movimento. (Bernabé, 2001, p. 1).

A dança pode proporcionar momentos importantes para as crianças com deficiência, como ajudar no desenvolvimento das habilidades motoras grossas, do equilíbrio e do sentido de autoexpressão. Se for iniciada em idade precoce, pode ser um meio ótimo de integrar essa criança à comunidade em uma classe regular de balé ou de outra dança. A coordenação e a graça melhoram por meio da dança rítmica, além da dança ser uma forma de recreação que dará prazer e confiança no decorrer dos anos (Weaver e Canning, 2007).

A dança é uma atividade que prioriza a educação motora consciente e global, além de buscar a harmonia no comportamento da criança e proporcionar diversos benefícios no que se refere aos aspectos físicos, intelectuais, sociais e emocionais. Segundo Cerroni e Santiago (2009), a técnica e os movimentos de uma aula de dança tradicional não mudam, o que se diferencia é a didática da aula.

Quadro 7.2 – Benefícios da dança para pessoas com deficiência

Fortalecimento do tônus muscular	Coordenação motora
Socialização	Disciplina
Independência	Autoestima

Fortalecimento do tônus muscular	Coordenação motora
Estado de humor	Autoconfiança
Diminuição da ansiedade	Evita depressão
Resistência anaeróbia	Aptidão cardiorrespiratória

Fonte: adaptado Cerroni e Santiago (2009).

Segundo Zausmer (2007), os programas de atividade física para crianças com SD devem ser oferecidos precocemente, o que permite a elas desenvolver as habilidades e os interesses necessários para a realização de uma variedade de atividades físicas e recreacionais, como dançar acompanhando ritmos com o movimento.

7.4 Esportes

A participação no esporte favorece tanto atividades individuais como em equipe. Entre as individuais, pode-se citar: ciclismo, natação, ginástica, atletismo, boliche, equitação, patinação, entre outras. Esse tipo de atividade física pode proporcionar em crianças com SD uma exploração de suas próprias capacidades físicas, melhorando, ao mesmo tempo, o seu estado físico geral, a coordenação e as habilidades motoras grossas, e desenvolvendo a força muscular.

Futebol, basquete, tênis, vôlei e handebol são excelentes oportunidades para interação de crianças com SD em um contexto de equipe. Esses esportes promovem a interação do grupo, encorajam os indivíduos a trabalhar em prol de um alvo em comum e oferecem socialização com colegas (Weaver e Canning, 2007).

Em geral, os alunos com SD podem participar de qualquer atividade esportiva. Para isso, bastam alguns exames médicos prévios e algumas adequações quanto ao material e às regras já existentes. Hoje, há instituições no mundo inteiro que prestam serviços adaptados, gerenciando o esporte para deficientes.

De acordo com Araújo (2011), a Associação Brasileira de Desporto de Deficientes Mentais (Abdem) tem a finalidade de planejar, de promover, de coordenar, de difundir, de realizar competições regionais e nacionais, bem como de promover o congraçamento dos atletas.

7.5 Orientações e sugestões metodológicas

Pessoas com SD necessitam de um acompanhamento multidisciplinar desde o nascimento, ou seja, de conhecimento acerca de suas características físicas e daquelas que podem influenciar no bom desenvolvimento de sua saúde.

Alguns sujeitos precisam, logo após o nascimento, passar por um rigoroso e minucioso acompanhamento médico, visando detectar possíveis problemas cardiológicos, visto que cerca de 40% a 50% dessas crianças apresentam doenças cardíacas congênitas (*vide* o Capítulo 1).

Entretanto, isso não significa que essas eventuais dificuldades limitem os potenciais a serem alcançados no decorrer do desenvolvimento das pessoas com SD. Assim, a atividade física pode contribuir para alcançar condições satisfatórias em relação à aptidão física voltada para a saúde dessas pessoas.

Desse modo, o profissional de Educação Física e aqueles que lidam no dia a dia com esse público podem, mediante um programa orientado e com objetivos específicos, melhorar e favorecer as condições de saúde e os aspectos sociais, afetivos e motores de maneira global.

Como descrito anteriormente, alguns cuidados devem ser adotados em relação às crianças e aos adolescentes com SD. Entretanto, alguns cuidados antecipam-se ao início do programa propriamente dito, proporcionando suporte ao profissional que pretende trabalhar com esse grupo específico.

De acordo com Rosadas (2001), dentre as informações que antecipam o programa de atividade física, destacam-se:

- Exame cardíaco, para verificar se o aluno tem alguma doença cardíaca.
- Exame radiológico da região cervical, para verificar se o aluno apresenta instabilidade atlantoaxial (estima-se que, aproximadamente, de 10% a 30% dos indivíduos com SD tenham instabilidade atlantoaxial, estando mais suscetíveis a lesões na região cervical; assim, não são recomendáveis atividades de muito impacto nesse local, por exemplo, rolamentos, nado borboleta, lutas, cabeceio, entre outros.
- Anamnese, para verificar se o aluno faz o uso de medicamentos, o tipo de trissomia que apresenta, hábitos alimentares, se já passou por processos cirúrgicos, entre outros aspectos.

Torna-se relevante ressaltar que vários outros fatores interferem no comportamento e no desenvolvimento do aluno, pois dependerão dos costumes e dos hábitos familiares, dos valores e da educação que cada indivíduo absorve de seu meio e de seu convívio social. Assim, é preciso basear-se em alguns parâmetros, como:

- Estar ciente das possíveis implicações que cada aluno possa apresentar.
- Conhecer o meio social em que está inserido, sua relação familiar e escolar.
- Manter ficha atualizada com dados (pessoais, patologias, atividade física etc.) de seu aluno.
- Solicitar atestado médico do aluno, liberando-o para a prática de atividade física.
- Observar o comportamento do seu aluno durante as atividades e apresentar, posteriormente, mudanças necessárias ao programa.
- Supervisionar as atividades durante o programa.
- Anotar ao final de cada aula as possíveis intercorrências.

7.6 Orientações e sugestões pedagógicas

Rosadas (2001) sugere as seguintes orientações:

- Não passe muitas informações ao mesmo tempo aos alunos, pois isso dificultará a assimilação dos estímulos.
- Ao explicar as atividades, faça demonstrações (concretas) para assegurar os estímulos.
- Estimule o aluno para realizar a atividade.
- Estimule a autonomia.
- Proponha atividades que estimulem não só habilidades motoras, mas, também, que envolvam conhecimentos como cores, formas, tamanhos etc.
- Estabeleça regras em qualquer atividade.
- Evite a superproteção.
- Não subestime o potencial do aluno.
- Faça atividades partindo sempre do simples para o complexo, ou seja, de forma gradativa.
- Certifique-se sempre de que o aluno compreendeu o que foi solicitado, pois ele pode apresentar dificuldades de abstração (como de regras, por exemplo).
- Estabeleça rotinas, para que os alunos se sintam mais seguros.
- Mostre exemplos antes de todas as atividades, repetindo sempre que necessário.
- Adote uma comunicação facilitada.

Referências

ALBERMAN, E. et al. Down's syndrome births and pregnancy terminations 1989-1993: preliminary findings. *Br. J. Obstet. Gynaecol.*, v. 102, n. 6, p. 445-7, 1995.

AL HUSAIN, M. Body mass index for saudi children with Down's syndrome. *Acta Paediatr.*, v. 92, n. 12, p. 1482-5, 2003.

ANNERÉN, G. et al. Growth hormone treatment in young children with Down's syndrome: effects on growth and psychomotor development. *Arch. Dis. Child*, v. 80, n. 4, p. 334-88, 1999.

ANWAR, A. J.; WALKER, J. D.; FRIER, B. M. Type 1 diabetes mellitus and Down's Syndrome: prevalence, management and diabetic complications. *Diabet. Med.*, v. 15, n. 2, p. 160-3, 1998.

ARAÚJO, P. F. *Desporto adaptado no Brasil*. São Paulo: Phorte, 2011.

ARNELL, H. et al. Growth and pubertal development in Down syndrome. *Acta Paediatr.*, v. 85, n. 9, p. 1102-6, 1996.

ASSOCIAÇÃO NACIONAL DE EQUOTERAPIA. *O que é equoterapia*. 2009. Disponível em: <http://www.equoterapia.org.br/site/equoterapia.php>. Acesso em: 16 fev. 2011.

BAKKALOGLU, A. et al. Down Syndrome associated with systemic lupus erythematosus: a mere coincidence or a significant association? *Clin. Genet.*, v. 46, n. 4, p. 322-3, 1994.

BARBANTI, V. J. *Dicionário de educação física e esporte*. 2. ed. São Paulo: Manole, 2003.

BELL, J. A.; PEARN, J. H.; FIRMAN, D. Childhood deaths in Down's syndrome. Survival curves and causes of death from a total population study in Queensland, Australia, 1976 to 1985. *J. Med. Genet.*, v. 26, p. 764-8, 1989.

BENDA, C. Studies in mongolism growth and physical development. *Arch. Neural. Psych.*, v. 41, n. 1, p. 83-95, 1939.

BERNABÉ, R. *Dança e deficiência*: proposta de ensino. 2001. 115 f. Dissertação (Mestrado em Educação Física) – Faculdade de Educação Física, Universidade Estadual de Campinas, Campinas, 2001.

BERTHOLD, T. B. et al. Síndrome de Down: aspectos gerais e odontológicos. *R. Ci. Med. Biol.*, v. 3, n. 2, p. 252-60, 2004.

BIASOLI, M. C.; MACHADO, C. M. C. Hidroterapia: aplicabilidades clínicas. *Rev. Bras. Med.*, v. 63, n. 5, p. 225-37, 2006.

BÔSCOLO, E. F. M.; VANÍCOLA, M. C.; TEIXEIRA, L. Atividades aquáticas adaptadas. In: TEIXEIRA, L. *Atividade física adaptada e saúde*: da teoria à prática. São Paulo: Phorte, 2008.

BROUSSEAU, K.; BRAINERD, M. G. *A study of the physical and mental characteristics of mongoloid imbeciles*. Baltimore: Williams and Wilkins, 1928.

BUENO, S. T.; RESA, J. A. Z. *Educación* Física para *niños e niñas com necessidades educativas especiales*. Málaga: Aljibe, 1995.

CAFFEY, J.; ROSS, S. Mongolism (mongoloid deficiency) during early infancy; some newly recognized diagnostic changes in the pelvic bones. *Pediatrics*, v. 17, n. 5, p. 642-51, 1956.

CAMPOS, A. C.; ROCHA, N. A. C. F.; SAVELSBERGH, G. J. P. Development of reaching and grasping skills in infants with Down syndrome. *Res. Dev. Disabil.*, v. 31, n. 1, p. 70-80, 2010.

CANNING, D. C.; PUESCHEL, S. M. Expectativas de desenvolvimento: visão panorâmica. In: PUESCHEL, S. *Síndrome de Down*: guia para pais e educadores. 12. ed. Campinas: Papirus, 2007.

CASPERSSON, T. et al. Distinction between extra G-like chromosomes by quinacrine mustard fluorescence analysis. *Exp. Cell. Res.*, v. 63, n. 1, p. 240-3, 1970.

CERRONI, G. A.; SANTIAGO, J. B. Dança para pessoas com síndrome de Down. In: DALLA DÉA, V. H. S. D.; DUARTE, E. *Síndrome de Down*: informações, caminhos e histórias de amor. São Paulo: Phorte, 2009.

CHIPKEVITCH, E. Clinical assessment of sexual maturation in adolescents. *J. Pediatr. (Rio J.)*, v. 77 (suppl. 2), p. S135-42, 2001.

CHUMLEA, W. C.; CRONK, C. E. Overweight among children with trisomy 21. *J. Ment. Defic. Res.*, v. 25, n. 4, p. 275-80, 1981.

CIDADE, R. E. A.; FREITAS, P. S. *Introdução à Educação Física e ao Desporto para pessoas portadoras de deficiência*. Curitiba: UFPR, 2002.

COELHO, C. R. Z; LOEVY, H. T. Aspectos odontológicos da síndrome de Down. *Ars. Cvrandi. Odontol.*, v. 8, n. 3, p. 9-16, 1982.

COELHO E SILVA, M.; MALINA, R. M. (Ed.). *Children and youth in organized sports*. Coimbra: Imprensa da Universidade de Coimbra, 2004.

COHEN, M. M.; WINER, R. A. Dental and facial characteristics in Down' syndrome (mongolism). *J. Dent. Res.*, v. 44, n. 1, p. 197-208, 1965.

COSTA, D. P. *Estudo comparativo da aptidão física em indivíduos do sexo masculino com síndrome de Down e indivíduos ditos normais*. 2006. 117 p. Monografia (Licenciatura em Desporto e Educação Física) – Faculdade de Desporto, Universidade do Porto, Porto, 2006.

COSTA, L. T. *Alternativa metodológica para mensurar a maturação somática em crianças e adolescentes com síndrome de Down*. 2011. 91 p. Dissertação (Mestrado em Educação Física) – Faculdade de Educação Física, Universidade Estadual de Campinas, Campinas, 2011.

CREMERS, M. J. et al. Growth curves of dutch children with Down's syndrome. *J. Intellec. Disabil. Res.*, v. 40, n. 5, p. 412-20, 1996.

CRONK, C. E. Growth of children with Down's syndrome: birth to age 3 years. *Pediatrics*, v. 61, n. 4, p. 564-8, 1978.

CRONK, C. E.; CHUMLEA, W. C.; ROCHE, A. F. Assessment of overweight children with trisomy 21. *Am. J. Med. Defic.*, v. 89, n. 4, p. 433-6, 1985.

CRONK, C. et al. Growth charts for children with Down syndrome: 1 month to 18 years of age. *Pediatrics*, v. 81, n. 1, p. 102-10, 1988.

DALLA DÉA, V. H. S.; DUARTE, E. *Síndrome de Down*: informações, caminhos e histórias de amor. São Paulo: Phorte, 2009.

DAMASCENO, L. G. *Natação*: psicomotricidade e desenvolvimento. São Paulo: Autores Associados, 1992.

DICHTER, C. G. et al. Assessment of pulmonary function and physical fitness in children with Down syndrome. *Pediatr. Phys. Ther.*, v. 5, p. 3-8, 1993.

DIEHL, R. M. *Jogando com as diferenças*: jogos para crianças e jovens com deficiência. São Paulo: Phorte, 2006.

DOLK, H. et al. Trends and geographic inequalities in the prevalence of Down syndrome in Europe, 1980-1999. *Rev. Epidemiol. Sante Publique*, v. 53, n. 2, p. 2S87-95, 2005.

DOWN, J. L. H. Observations on an ethnic classification of idiots. *London Hospital Reports*, v. 3, p. 259-62, 1866.

DUARTE, E.; GORLA, J. I. Pessoas com deficiência. In: GORLA, J. I.; CAMPANA, M. B.; OLIVEIRA L. Z. *Teste e avaliação em esporte adaptado*. São Paulo: Phorte, 2009.

EICHSTAEDT, C. B.; LAVAY, B. W. *Physical activity for individuals with mental retardation*: infancy through adulthood. Champaign, IL: Human Kinetics, 1992.

EKLÖF, O.; RINGERTZ, H. A method for assessment of skeletal maturity. *Ann. Radiol.*, v. 10, n. 3, p. 330-6, 1967.

EPSTEIN, C. J. Down syndrome (trisomy 21). In: SCRIVER, C. R. et al. *The metabolic and molecular bases of inherited disease*. 8. ed. New York: McGraw-Hill, 2001.

EVANS, A. L.; MCKINLAY, I. A. Sexual maturation in girls with severe mental handicap. *Child Care Health Dev.*, v. 14, n. 1, p. 59-69, 1988.

FERNANDES, A. et al. Characterisation of the somatic evolution of portuguese children with trisomy 21: preliminary results. *Downs Syndr. Res. Pract.*, v. 6, n. 3, p. 134-8, 2001.

FERNHALL, B. et al. Prediction of maximal heart rate in individuals with mental retardation. *Med. Sci. Sports Exerc.*, v. 33, n. 10, p. 1655-60, 2001.

_____. Validation of cardiovascular fitness field test in children with mental retardation. *Am. J. Ment. Retard.*, v. 102, n. 6, p. 602-12, 1998.

FERRARA, M.; CAPOZZI, L.; RUSSO, R. Impact of ER gene polymorphisms on overweight and obesity in Down syndrome. *Cent. Eur. J. Med.*, v. 3, n. 3, p. 271-8, 2008.

FISHMAN, L. S. Chronological versus skeletal age, an evaluation of craniofacial growth. *Angle Orthod.*, v. 49, n. 3, p. 181-9, 1979.

FLÓREZ, B. J.; TRONCOSO, V. M. (Ed.). *Síndrome de Down y educacíon*. Barcelona: Masson-Salvat, 1997.

FONSECA, C. T. et al. Insulin resistance in adolescents with Down syndrome: a cross-sectional study. *BMC Endocr. Disord.*, v. 5, n. 6, p. 1-6, 2005.

FREEMAN, S. et al. Cytogenetic and molecular studies of spontaneous human abortions. *Am. J. Hum. Genet.*, n. 49 (suppl.), p. 916A, 1996.

GALLAHUE, D. L.; OZMUN, J. C. *Compreendendo o desenvolvimento motor*: bebês, crianças, adolescentes e adultos. 3. ed. São Paulo: Phorte, 2005.

GANDOLFI, L. et al. Prevalence of celiac disease among blood donors in Brazil. *Am. J. Gastroenterol.*, v. 95, p. 689-92, 2000.

GARN, S. M.; ROHMANN, C.; SILVERMAN, F. N. Radiographic standards for post natal ossification and tooth calcification. *Med. Radiogr. Photogr.*, v. 43, p. 45-66, 1967.

GILSANZ, V.; RATIB, O. *Hand bone age*: a digital atlas of skeletal maturity. Berlin: Springer, 2005.

GIONGO, R. C.; BALDIN, A. D.; CANEDO, P. M. R. Possíveis patologias da criança com síndrome de Down. In: DALLA DÉA, V. H. S. D.; DUARTE, E. *Síndrome de Down*: informações, caminhos e histórias de amor. São Paulo: Phorte, 2009.

GLANER, M. F. Aptidão física relacionada à saúde de adolescentes rurais e urbanos em relação a critérios de referência. *Rev. Bras. Educ. Fís. Esporte*, v. 16, n. 1, p. 13-24, 2005.

GOEDE, J. et al. Testicular volume and testicular microlithiasis in boys with Down syndrome. *J. Urol.*, v. 187, p. 1012-7, 2012.

GOLDSTEIN, H. Menarche, menstruation, sexual relations and contraception of adolescent females with Down syndrome. *Eur. J. Obstet. Gynecol. Reprod. Biol.*, v. 27, n. 4, p. 343-9, 1988.

GONZÁLEZ-AGÜERO, A. et al. Health-related physical fitness in children and adolescents with Down syndrome and response to training. *Scand. J. Med. Sci. Sports*, v. 20, n. 5, p. 716-24, 2010.

GORLA, J. I.; ARAÚJO, P. F.; RODRIGUES, J. L. *Avaliação motora em educação física adaptada*: teste KTK. 2. ed. São Paulo: Phorte, 2009.

GORLA, J. I. et al. Crescimento de crianças e adolescentes com Síndrome de Down: uma breve revisão de literatura. *Rev. Bras. Cineantropom. Desempenho Hum.*, v. 13, n. 3, p. 230-7, 2011.

GORGATTI, M. G.; TEIXEIRA, L. Deficiência mental. In: TEIXEIRA, L. *Atividade física adaptada e saúde da teoria à prática*. São Paulo: Phorte, 2008.

GREULICH, W. W.; PYLE, S. I. *A radiographic atlas of skeletal development of hand and wrist*. Stanford: Stanford University, 1959.

GRIFFITHS, A. J. F. et al. *Introdução à genética*. 8. ed. Rio de Janeiro: Guanabara Koogan, 2006.

GUEDES, J. E. R. P.; GUEDES, D. P. Características dos programas de Educação Física Escolar. *Rev. Paul. Educ. Fís.*, v. 11, n. 1, p. 49-62, 1997.

GUEDES, D. P.; GUEDES, J. E. R. P. *Manual prático para avaliação em educação física*. São Paulo: Manole, 2006.

GUERRA, M.; PITETTI, K. H.; FERNHALL, B. Cross validation of the 20-meter shuttle run test for adolescents with Down syndrome. *APAQ*, v. 20, n. 1, p. 70-9, 2003.

HAITER NETO, F.; ALMEIDA, S. M.; LEITE, C. C. Estudo comparativo dos métodos de estimativas de idade óssea de Greulich & Pyle e Tanner & Whitehouse. *Pesqui. Odontol. Bras.*, v. 14, n. 3, p. 378-84, 2000.

HALLIDAY, J. et al. Has prenatal screening influenced the prevalence of comorbidities associated with Down syndrome and subsequent survival rates? *Pediatrics*, v. 123, n. 1, p. 256-61, 2009.

HAMMOUND, R. Equoterapia. In: DALLA DÉA, V. H. S.; DUARTE, E. *Síndrome de Down*: informações, caminhos e histórias de amor. São Paulo: Phorte, 2009.

HIJII, T. et al. Life expectancy and social adaptation in individuals with Down syndrome with and without surgery for congenital heart disease. *Clin. Pediatr.*, v. 36, n. 6, p. 327-32, 1997.

Hook, E. G. Epidemiology of Down syndrome. In: Pueschel S. M.; Rynders J. E. (Ed.). *Down Syndrome*: advances in biomedicine and the behavioral sciences. Ann Harbor, MI: Ware, 1982.

Isayama, H. F.; Gallardo, J. S. P. Desenvolvimento motor: análise dos estudos brasileiros sobre habilidades motoras fundamentais. *Rev. Educ. Fís.*, v. 1 n. 9, p. 75-82, 1998.

Instituto Brasileiro de Geografia e Estatística (IBGE). *Censo demográfico 2010*. Rio de Janeiro: IBGE, 2010.

Kaminker, P.; Armando, R. Síndrome de Down. Primera parte: enfoque clínico-genético. *Arch. Argent. Pediatr.*, v. 106, n. 3, p. 249-59, 2008.

Karlberg. P. et al. Physical growth from birth to 16 years and longitudinal outcome of the study during the same age period. *Acta Paediatr. Scand.*, v. 258 (suppl.), p. 7-76, 1976.

Kava, M. P. et al. Down syndrome: clinical profile from India. *Arch. Med. Res.*, v. 35, p. 31-5, 2004.

Kimura, J. et al. Longitudinal growth and height velocity of japanese children with down's syndrome. *Acta Paediatr.*, v. 92, n. 9, p. 1039-42, 2003.

Korenberg, J. R. Down syndrome phenotypic mapping. In: Epstein, C. J. *Morphogenesis and Down syndrome*. New York: Wiley-Liss, 1991.

Korenberg, J. R. et al. Molecular definition of a region of chromosome 21 that causes features of the Down syndrome phenotype. *Am. J. Hum. Genet.*, v. 47, n. 2, p. 236-46, 1990.

Kuroki, Y.; Kurosawa, K.; Imaizumi, K. Growth patterns in children with Down syndrome: from birth to 15 years of age. In: Vermeer, A.; Davies, W. E. *Physical and motor development in mental retardation*. Basel: Karger, 1995. p. 159-67.

Lauteslager, P. E. M. Motor development in young children with Down syndrome. In: Vermeer A.; Davis, W. E. (Ed.). *Physical and motor development in mental retardation*. Karger: Basel, 1995.

Leonard, S. et al. Survival of infants born with Down's syndrome: 1980-96. *Paediatr. Perinat. Epidemiol.*, v. 14, n. 2, p. 163-71, 2000.

Licastro, F. et al. Immune endocrine status and coeliac disease in children with Down's Syndrome: relationships with zinc and cognitive efficiency. *Brain Res. Bull.*, v. 55, n. 2, p. 313-7, 2001.

LOPES, M. G. O.; PEREIRA, J. S. A influência da natação sobre o equilíbrio em crianças. *Fit. Perform. J.*, v. 3 , n. 4, p. 201-6, 2004.

LOPES, T. D. S. et al. Assessment of anthropometric indexes of children and adolescents with Down syndrome. *J. Pediatr.*, v. 84, n. 4, p. 350-6, 2008.

LUKE, A. et al. Energy expenditure in children with Down syndrome: correcting metabolic rate for movement. *J. Pediatr.*, v. 125, n. 5, pt. 1, p. 829-38, 1994.

_____. Nutrient intake and obesity in prepubescent children with Down syndrome. *J. Am. Diet. Assoc.*, v. 96, n. 12, p. 1262-7, 1996.

LURIA, A. R.; TSVETKOVA, L. S. *The programming of constructive activity in local brain injuries.* Londres: Basic, 1964.

MACHADO, D. R. L.; BARBANTI, V. J. Maturação esquelética e crescimento em crianças e adolescentes. *Rev. Bras. Cineantropom. Desempenho Hum.*, v. 9, n. 1, p. 12-20, 2007.

MACHADO, D. R. L.; BONFIM, M. R.; COSTA, L. T. Pico de velocidade de crescimento como alternativa para classificação maturacional associada ao desempenho motor. *Rev. Bras. Cineantropom. Desempenho Hum.*, v. 11, n. 1, p. 14-21, 2009.

MAGGE, S. N. et al. Leptin levels among prepubertal children with Down syndrome compared with their siblings. *J. Pediatr.,* v. 152, n. 3, p. 321-6, 2008.

MALINA, R. M.; BOUCHARD, C.; BAR-OR, O. *Crescimento maturação e atividade física.* 2. ed. São Paulo, Phorte, 2009.

MANSUR, S. S.; MARCON, A. J. Perfil motor de crianças e adolescentes com deficiência mental moderada. *Rev. Bras. Crescimento Desenvolv. Hum.*, v. 16, n. 3, p. 9-15, 2006.

MANZOLIN, L.; RISKALLA, F. T. Equoterapia na recuperação da coordenação motora, equilíbrio e apoio plantar, no paciente hemiparético por sequela de germinoma de pineal: estudo de caso. 2004. In: CONGRESSO IBERO-AMERICANO DE EQUOTERAPIA, 1.; CONGRESSO BRASILEIRO DE EQUOTERAPIA, 3., 2004, Salvador. *Anais...* Salvador: FRDI; Ande-Brasil, 2004.

MARCONDES, E. *Crescimento normal e deficiente.* 3. ed. São Paulo: Sarvier, 1989.

_____. Idade óssea em pediatria. *Pediatria*, v. 2, p. 297-311, 1980.

MARQUES, I. A teoria dos estágios aplicada aos estudos do desenvolvimento motor: uma revisão. *Rev. Educ. Fís.*, v. 1, n. 7, p. 13-8, 1996.

MARQUES, R. C. et al. Zinc nutritional status in adolescents with Down syndrome. *Biol. Trace Elem. Res.*, v. 120, n. 1-3, p. 11-8, 2007.

MARREIRO, D. N.; FISBERG, M.; COZZOLINO, S. M. F. Zinc nutritional status and its relationships with hyperinsulinemia in obese children and adolescents. *Biol. Trace Elem. Res.*, v. 100, n. 2, p. 137-50, 2004.

MARREIRO, D. N. et al. Effect of zinc supplementation on thyroid hormone metabolism of adolescents with Down syndrome. *Biol. Trace Elem. Res.*, v. 129, n. 1-3, p. 20-7, 2009.

MARSHALL, W. A.; TANNER, J. M. Puberty. In: FALKNER, F.; TANNER, J. M. (Ed.). *Human growth*: a comprehensive treatise. 2. ed. New York: Plenum, 1986. p. 171-209.

MARTINS, M. P. Função tireoidiana e níveis de zinco na síndrome de Down. 2008. 59 f. Dissertação (Mestrado em Endocrinologia) – Faculdade de Medicina, Universidade Federal do Rio de Janeiro, Rio de Janeiro, 2008.

MEGUID, N. A. et al. Growth charts of egyptian children with Down syndrome (0-36 months). *East. Mediterr. Health J.*, v. 10, n. 1-2, p. 106-15, 2004.

MELO, A.; LOPEZ, R. O esporte adaptado. *EF Deportes*, Buenos Aires, ano 8, n. 51, 2002.

MELVE, K. K. et al. Registration of Down syndrome in the medical birth registry of Norway: validity and time trends. *Acta Obstet. Gynecol. Scand.*, v. 87, n. 8, p. 824-30, 2008.

MIKKELSEN, M.; POULSEN, H.; NIELSEN, K. Incidence, survival and mortality in Down syndrome in Denmark. *Am. J. Med. Genet.*, v. 7, p. 75-8, 1990.

MILLAR, A. L.; FERNHALL, B.; BURKETT, L. N. Effect of aerobic training in adolescents with Down syndrome. *Med. Sci. Sports Exerc.*, v. 25, n. 2, p. 260-4, 1993.

MIRWALD, R. L. et al. An assessment of maturity from anthropometric measurements. *Med. Sci. Sports Exerc.*, v. 34, n. 4, p. 689-94, 2002.

MORAES, M. E. L.; MÉDICI FILHO, E.; MORAES, L. C. Surto de crescimento puberal. Relação entre mineralização dentária e idade ósseo: método radiográfico. *Rev. Odontol. Unesp*, v. 27, n. 1, p. 11-29, 1998.

MORAES, M. E. L. et al. Comparação dos métodos de Martins e Sakima e de Fishman para avaliação do surto de crescimento puberal. *J. Bras. Ortodon. Ortop. Facial*, v. 10, n. 57, p. 255-62, 2005.

_____. Dental age in patients with Down syndrome. *Braz. Oral. Res.*, v. 21, n. 3, p. 259-64, 2007.

_____. Skeletal age of individuals with Down syndrome. *Spec. Care Dentist*, v. 28, n. 3, p. 101-6, 2008.

MORALES, P. M. L. et al. Reseña histórica del síndrome de Down. *Rev ADM*, v. 57, n. 5, p. 193-9, 2000.

MOREIRA, L. M. A.; EL-HANI, C. N.; GUSMÃO, F. A. F. A Síndrome de Down e sua patogênese: considerações sobre o determinismo genético. *Rev. Bras. Psiquiatr.*, São Paulo, v. 22, n. 2, p. 5, 2000.

MORRIS, J. K.; ALBERMAN, E. V. A. Trends in Down's syndrome live births and antenatal diagnoses in England and Wales from 1989 to 2008: analysis of data from the National Down Syndrome Cytogenetic Register. *BMJ*, p. 1-5, 2009.

MORRIS, J. K.; WALD, N. J.; WATT, H. C. Fetal loss in Down syndrome pregnancies. *Prenat. Diagn.*, n. 2, p. 142-5, 1999.

MOURA, A. B. et al. Aspectos nutricionais em portadores da síndrome de Down. *Cad. Esc. Saúde*, v. 2, p. 1-11, 2009.

MUGAYAR, L. R. F. *Pacientes portadores de necessidades especiais:* manual de odontologia e saúde oral. São Paulo: Pancast, 2000.

MURTHY, S. K. et al. Incidence of Down syndrome in Dubai, UAE. *Med. Princ. Pract.*, v. 16, n. 1, p. 25-8, 2007.

MUSTACCHI, Z. *Curvas padrão pôndero-estatural de portadores de síndrome de Down procedentes da região urbana da cidade de São Paulo*. 2002. 210 p. Tese (Doutorado em Análises Clínicas) – Faculdade de Ciências Farmacêuticas, Universidade de São Paulo, São Paulo, 2002.

MYRELID, A. et al. Growth charts for Down's syndrome from birth to 18 years of age. *Arch. Dis. Child*, v. 87, n. 2, p. 97-103, 2002.

NATIONAL CENTER FOR HEALTH STATISTICS (NCHS); CENTERS FOR DISEASE CONTROL AND PREVENTION (CDC). *Clinical growth charts*. 2000. Disponível em: <http://www.cdc.gov/growthcharts/clinical_charts.htm>. Acesso em: 20 mar. 2011.

NAZER, J. et al. Aumento de la incidencia del síndrome de Down y su posible relación con el incremento de la edad materna. *Rev. Méd. Chil.*, v. 119, n. 4, p. 465-71, 1991.

NISIHARA, R. M. et al. Doença celíaca em crianças e adolescentes com síndrome de Down. *J. Pediatr.*, v. 81, n. 5, p. 373-6, 2005.

O'NEILL, K. L. et al. Child-feeding practices in children with Down syndrome and their siblings. *J. Pediatr.*, v. 146, n. 2, p. 234-8, 2005.

ORDÓÑEZ, F. J.; ROSETY, M.; ROSETY-RODRIGUEZ, M. Influence of 12-week exercise training on fat mass percentage in adolescents with Down syndrome. *Med. Sci. Monit.*, v. 12, n. 10, p. 416-9, 2006.

ORDÓÑEZ, F. J. et al. Medidas antropométricas como predictores del comportamiento lipídico sérico em adolescentes con síndrome de Down. *Rev. Invest. Clín.*, v. 57, n. 5, p. 691-4, 2005.

OSTER, J. *Mongolism*. Copenhagen: Danish Science, 1953.

PAINTER, T. The Y-chromosome in mammals. *Science*, v. 53, p. 503-4, 1921.

PATTERSON, D.; COSTA, A. C. S. Down syndrome and genetics a case of linked histories. *Nat. Rev. Genet.*, v. 6, p. 137-47, 2005.

PAVARINO BERTELLI, E. C. et al. Clinical profile of children with Down syndrome treated in a genetics outpatient service in southeast of Brazil. *Rev. Assoc. Med. Bras.*, v. 55, n. 5, p. 547-52, 2009.

PEREIRA, K. *Perfil do desenvolvimento motor de lactantes com síndrome de Down dos 3 aos 12 meses de idade*. 2008. 156 f. Tese (Doutorado em Fisioterapia) – Universidade Federal de São Carlos, São Carlos, 2008.

PETROSKI, E. L.; SILVA, R. J. S.; PELEGRINI, A. Crescimento físico e estado nutricional de crianças e adolescentes da região de Cotinguiba, Sergipe. *Rev. Paul. Pediatr.*, v. 26, n. 3, p. 206-11, 2008.

PINHEIRO, A. C. F. et al. Evaluación del estado nutricional en niños con síndrome de Down según diferentes referencias antropométricas. *Rev. Chil. Pediatr.*, v. 74, n. 6, p. 585-9, 2003.

PIRO, E. et al. Growth charts of Down syndrome in Sicily: evaluation of 382 children 0-14 years of age. *Am. J. Med. Gen.*, Suppl. 7, p. 66-70, 1990.

Polisano, R. J. et al. Gross motor function of children with Down syndrome: creation of motor growth curves. *Arch. Phys. Med. Rehabil.*, v. 82, n. 4, p. 494-500, 2001.

Pozsonyi, J.; Gibson, D.; Zarfas, D. Skeletal maturation in mongolism (Down's syndrome). *J. Pediatr.*, v. 64, n. 1, p. 75-8, 1964.

Pueschel, S. M. Clinical aspects of Down syndrome from infancy to adulthood. *Am. J. Med. Genet.* Suppl. 7, p. 52-6, 1990.

Pueschel, S. M.; Pueschel, J. K. *Síndrome de Down*: problemática biomédica. Barcelona: Masson-Salvat, 1994.

Pueschel, S. M. et al. Adolescent development in males with Down syndrome. *Am. J. Dis. Child*, v. 139, n. 3, p. 236-8, 1985.

Ranganath, P.; Rajangam, S. Menstrual history in women with Down syndrome: a review. *Indian J. Hum. Genet.*, v. 10, n. 1, p. 18-21, 2004.

Rarick, G. L.; Seefeldt, V. Observations from longitudinal data on growth in stature and sitting height of children with Down's syndrome. *J. Ment. Defic. Res.*, v. 18, p. 63-78, 1974.

Ré, A. H. N. Crescimento, maturação e desenvolvimento na infância e adolescência: implicações para o esporte. *Motricidade*, v. 7, n. 3, p. 55-67, 2011.

Rimmer, J. H.; Braddock, D.; Fujiura, G. T. Congruence of three risk factors for obesity in a population of adults with mental retardation. *APAQ*, v. 11, p. 396-403, 1994.

Robacher, M. C.; Ferrari, R. *A influência da equoterapia na força dos músculos inspiratórios em praticante com síndrome de Down*: estudo de caso. 2006. Disponível em: <https://alfabetizar-virtualtextos.files.wordpress.com/2012/04/cavalos.pdf>. Acesso em: 15 dez. 2014.

Roizen, N. J.; Patterson, D. Down's syndrome. *Lancet*, v. 361, n. 9365, p. 1281-9, 2003.

Roche, A. F. The stature of mongols. *J. Ment. Defic. Res.*, v. 9, p. 131-45, 1965.

Rosadas, S. C. Atividade física e esportiva para portadores de deficiência mental. In: Brasil. Ministério do Esporte e Turismo. *Lazer, atividade física e esporte para portadores de deficiência*. Goiânia: Redentorista, 2001.

Sannomiya, E. K.; Calles, A. Comparação da idade óssea com a cronológica em indivíduos portadores da síndrome de Down pelo índice de Eklöf e Ringertz, por meio de radiografias de mão e punho. *Ciênc. Odontol. Bras.*, v. 8, n. 2, p. 39-44, 2005.

SANNOMIYA, E. K. et al. Avaliação da idade óssea em indivíduos portadores da síndrome de Down por meio de radiografias de mão e punho. *Rev. Odontol. Unesp*, v. 27, n. 2, p. 527-36, 1998.

SANTANA, V. E.; DALLA DÉA, V. H. S. Atividades aquáticas: natação e hidroginástica. In: DELLA DÉA, V. H. S.; DUARTE, E. *Síndrome de Down*: informações, caminhos e histórias de amor. São Paulo: Phorte, 2009.

SARA, V. R. et al. Somatomedins in Down's syndrome. *Biol Psychiatry*, v. 18, n. 7, p. 803-11, 1983.

SARRO, K. J.; SALINA, M. E. Estudo de alguns fatores que influenciam no desenvolvimento das aquisições motoras de crianças portadoras de síndrome de Down em tratamento fisioterápico. *Fisioter. Mov.*, n. 8, p. 93-106, 1999.

SIGULEM, D. M.; DEVINCENZI, M. U.; LESSA, A. C. Diagnóstico do estado nutricional da criança e do adolescente. *J. Pediatr. (Rio J.)*, v. 76, n. 3, p. 275-84, 2000.

SILVA, F. A.; VALLADARES NETO, J.; PIRES, C. C. C. Síndrome de Down: peculiaridades de interesse odontológico e possibilidades ortodônticas. *R. Fac. Odontol. Univ. Fed. Goiás*, v. 1, n. 1, p. 55-61, 1997.

SILVA, K. G.; AGUIAR, S. M. H. C. A. Erupção dental de crianças portadoras da síndrome de Down e crianças fenotipicamente normais: estudo comparativo. *Rev. Odontol. Araçatuba*, v. 24, n. 1, p. 33-9, 2003.

SILVA, M. F. M. C.; KLEINHANS, A. C. S. Processos cognitivos e plasticidade cerebral na síndrome de Down. *Rev. Bras. Educ. Espec.*, v. 12, n. 1, p. 123-38, 2006.

SILVA, S. P. et al. Maturação biológica: da sua relevância à aprendizagem do método TW3. *Rev. Bras. Cineantropom. Desempenho Hum.*, v. 12, n. 5, p. 352-8, 2010.

SHARAV, T.; BOWMAN, T. Dietary practices, physical activity, and body-mass index in a selected population of Down syndrome children and their siblings. *Clin. Pediatr. (Phila.)*, v. 31, n. 6, p. 341-4, 1992.

SHERIDAN, R. et al. Fertility in male with trisomy 21. *J. Med. Genet.*, v. 26, n. 5, p. 294-8, 1989.

SHIN, M. et al. Prevalence of Down syndrome among children and adolescents in 10 regions of the United States. *Pediatrics*, v. 124, n. 6, p. 1565-71, 2009.

SOBRAL, F.; COELHO E SILVA, M. J. *Cineantropometria*: curso básico. Coimbra: Faculdade de Ciências do Desporto e Educação Física, Universidade de Coimbra, 2005.

SOSA, L. J. et al. Tiempos de la erupción dentaria temporal en pacientes con síndrome de Down. *Rev. Chil. Pediatr.*, v. 66, n. 4, p. 186-91, 1995.

SPANÒ, M. et al. Motor and perceptual-motor competence in children with Down syndrome: variation in performance with age. *Eur. J. Paediatr. Neurol.*, v. 3, n. 1, p. 7-14, 1999.

STYLES, M. E. et al. New cross sectional stature, weight, and head circumference references for Down's syndrome in the UK and Republic of Ireland. *Arch. Dis. Chil.*, v. 87, n. 2, p. 104-8, 2002.

SUGAYAMA, S. M. M.; KIM, C. A. Anormalidades cromossômicas. In: SETIAN, N. (Ed.). *Endocrinologia pediátrica*: aspectos físicos e metodológicos do recém-nascido ao adolescente. 2. ed. São Paulo: Sarvier, 2002.

SUZUKI, K. et al. Pulmonary vascular disease in Down's syndrome with complete atrioventricular septal defect. *Am. J. Cardiol.*, v. 85, n. 4, p. 434-7, 2000.

TAKANO, T. et al. Early menarche in japanese Down syndrome. *Pediatrics,* v. 103, n. 4, pt. 1, p. 854, 1995.

TANNER, J. M. *Growth at adolescence*: with a general consideration of the effects of hereditary and environmental factors upon growth and maturation from birth to maturity. Oxford: Blackwell's, 1962.

TANNER, J. M.; WHITEHOUSE, R. H. *Standards for skeletal maturation*. Paris: International Children's Center, 1959.

TODD, T. *Atlas of skeletal maturation*. London: Wingate, 1937.

TOLMIE, J. L. Down syndrome and other autosomal trisomies. In: RIMOIN, D. L.; CONNOR, J. M.; PYERITZ, R. E. (Ed.). Emery and Rimoin's principles and practice of medical genetics. 3. ed. New York: Churchill Livingstone, 1996.

TRONCOSO, V. M.; CERRO, M. M. *Síndrome de Down: lectura y escritura*. Barcelona: Masson, 1999.

UK NATIONAL SCREENING COMMITTEE. *Fetal anomaly screening programme – screening for Down's syndrome*: UK NSC policy recommendations 2007-2010: model of best practice, 2008. Disponível em: <fetalanomaly.screening.nhs.uk/getdata.php?id=11393>. Acesso em: 15 dez. 2014.

VAN LOON, R. L. et al. Long-term effect of bosentan in adults versus children with pulmonary arterial hypertension associated with systemic-to-pulmonary shunt: does the beneficial effect persist? *Am. Heart J.*, v. 154, n. 4 p.776-82, 2007.

VERMA, I. C. et al. Cytogenetic analysis of Down syndrome in Libya. *Indian J. Pediatr.*, v. 57, n. 2, p. 245-8, 1990.

VIDA, V. L. et al. Congenital cardiac disease in children with Down's syndrome in Guatemala. *Cardiol. Young*, v. 15, n. 3, p. 286-90, 2005.

VILAS BOAS, L. T.; ALBERNAZ, E. P.; COSTA, R. G. Prevalência de cardiopatias congênitas em portadores da síndrome de Down na cidade de Pelotas (RS). *J. Pediatr. (Rio J.)*, v. 85, n. 5, p. 403-7, 2009.

VIS, J. C. et al. Down syndrome: a cardiovascular perspective. *J. Intellect. Disabil. Res.*, v. 53, n. 5, p. 419-25, 2009.

WEAVER, S.; CANNING, C. D. Recreação. In: PUESCHEL, S. (Org.). *Síndrome de Down*: guia para pais e educadores. 12. ed. Campinas: Papirus, 2007.

WILKE, B. C. Síndrome de Down. *J. Biomolec. Me. Free Rad.*, v. 4, n. 2, p. 39-43, 1998.

WILLICH, E.; FUHR, U.; KROLL, W. Skeletal changes in Down's syndrome. A correlation between radiological and cytogenetic findings. *Rofo*, v. 127, n. 2, p. 135-42, 1977.

ZAUSMER, E. Estimulação do desenvolvimento da motricidade grossa. In: PUESCHEL, S. (Org.). *Síndrome de Down*: guia para pais e educadores. 12. ed. Campinas: Papirus, 2007.

Sobre os autores

Organizadores

Edison Duarte

Professor Titular do Departamento de Estudos da Atividade Física Adaptada (FEF/Unicamp).

Leonardo Trevisan Costa

Professor Doutor do Centro Universitário de Votuporanga (Unifev).

Doutor em Atividade Física Adaptada pela Unicamp.

Especialista em Prescrição de Exercícios Físicos para Grupos Especiais pela Unicamp.

José Irineu Gorla

Professor Livre-docente do Departamento de Estudos da Atividade Física Adaptada (FEF/Unicamp).

Coordenador do grupo de pesquisa em Avaliação Motora Adaptada da Unicamp.

Colaboradores

Aline Vidal Maia

Especialista em Prescrição de Exercício Físico para Grupos Especiais pela Unicamp.

Professora de Esportes do Sesi-Votorantim

Fábia Freire

Doutoranda em Atividade Física Adaptada pela Unicamp.

Mestre em Atividade Física Adaptada pela Unicamp.

Professora da Universidade Paranaense (Unipar), no *campus* de Toledo (PR).

Fábio Bertapelli

Doutorando em Saúde da Criança e do Adolescente pela Faculdade de Ciências Médicas da Unicamp.

Mestre em Atividade Física Adaptada pela Unicamp.

Lucinar J. Forner Flores

Professor Doutor da Universidade do Oeste Paulista (Unoeste).

Doutor em Atividade Física Adaptada pela Unicamp.

Luiz Felipe C. Correia de Campos

Doutorando em Atividade Física Adaptada pela Unicamp.

Mestre em Atividade Física Adaptada pela Unicamp.

Luiz Gustavo T. Fabrício dos Santos

Mestre em Atividade Física Adaptada pela Unicamp.

Sobre o Livro
Formato: 17 × 24 cm
Mancha: 11,6 × 19,2 cm
Papel: Offset 90g
nº páginas: 152
1ª edição: 2017

Equipe de Realização
Assistência editorial
Liris Tribuzzi

Assessoria editorial
Maria Apparecida F. M. Bussolotti

Edição de texto
Gerson Silva (Supervisão de revisão)
Roberta Heringer de Souza Villar (Preparação do original e copidesque)
Cleide França e Gabriela Teixeira (Revisão)

Editoração eletrônica
Neili Dal Rovere (Capa, projeto gráfico, diagramação)
Ricardo Howards (Ilustrações)

Impressão
Gráfica Santa Marta